Theorien des Todes zur Einführung

Petra Gehring

Theorien des Todes zur Einführung

JUNIUS

Junius Verlag GmbH
Stresemannstraße 375
22761 Hamburg
www.junius-verlag.de

Umschlaggestaltung: Florian Zietz
Titelbild: Brett East, Vanitas 11
Satz: Junius Verlag GmbH
Druck: Druckhaus Dresden
Printed in Germany 2010
ISBN 978-3-88506-676-7
(zur Einführung; 376)

Bibliografische Information der Deutschen Nationalbibliothek
Die Deutsche Nationalbibliothek verzeichnet diese Publikation in der Deutschen Nationalbibliografie; detaillierte bibliografische Daten sind im Internet über <http://dnb.d-nb.de> abrufbar.

Zur Einführung ...

... hat diese Taschenbuchreihe seit ihrer Gründung 1978 gedient. Zunächst als sozialistische Initiative gestartet, die philosophisches Wissen allgemein zugänglich machen und so den Marsch durch die Institutionen theoretisch ausrüsten sollte, wurden die Bände in den achtziger Jahren zu einem verlässlichen Leitfaden durch das Labyrinth der neuen Unübersichtlichkeit. Mit der Kombination von Wissensvermittlung und kritischer Analyse haben die Junius-Bände stilbildend gewirkt.

Von Zeit zu Zeit müssen im ausufernden Gebiet der Wissenschaften neue Wegweiser aufgestellt werden. Teile der Geisteswissenschaften haben sich als Kulturwissenschaften reformiert und neue Fächer und Schwerpunkte wie Medienwissenschaften, Wissenschaftsgeschichte oder Bildwissenschaften hervorgebracht; auch im Verhältnis zu den Naturwissenschaften sind die traditionellen Kernfächer der Geistes- und Sozialwissenschaften neuen Herausforderungen ausgesetzt. Diese Veränderungen sind nicht bloß Rochaden auf dem Schachbrett der akademischen Disziplinen. Sie tragen vielmehr grundlegenden Transformationen in der Genealogie, Anordnung und Geltung des Wissens Rechnung. Angesichts dieser Prozesse besteht die Aufgabe der Einführungsreihe darin, regelmäßig, kompetent und anschaulich Inventur zu halten.

Zur Einführung ist für Leute geschrieben, denen daran gelegen ist, sich über bekannte und manchmal weniger bekannte Autor(inn)en und Themen zu orientieren. Sie wollen klassische

Fragen in neuem Licht und neue Forschungsfelder in gültiger Form dargestellt sehen.

Zur Einführung ist von Leuten geschrieben, die nicht nur einen souveränen Überblick geben, sondern ihren eigenen Standpunkt markieren. Vermittlung heißt nicht Verwässerung, Repräsentativität nicht Vollständigkeit. Die Autorinnen und Autoren der Reihe haben eine eigene Perspektive auf ihren Gegenstand, und ihre Handschrift ist in den einzelnen Bänden deutlich erkennbar.

Zur Einführung ist in verstärktem Maß ein Ort für Themen, die unter dem weiten Mantel der Kulturwissenschaften Platz haben und exemplarisch zeigen, was das Denken heute jenseits der Naturwissenschaften zu leisten vermag.

Zur Einführung bleibt seinem ursprünglichen Konzept treu, indem es die Zirkulation von Ideen, Erkenntnissen und Wissen befördert.

Michael Hagner
Dieter Thomä
Cornelia Vismann

Inhalt

Vorbemerkung

»Die menschliche Ungewißheit dem Eintreten des Todes gegenüber ist nicht einfach eine Lücke der biologischen Wissenschaft, sie ist ein Nichtwissen von der eigenen Bestimmung, und dies Nichtwissen ist selbst ein Akt, in dem sich ebensowohl eine Anwesenheit wie eine Abwesenheit des Todes konstituiert.«[1]

»Ich will, daß der Tod mich beim Kohlpflanzen antreffe – aber derart, daß ich mich weder über ihn noch gar über meinen unfertigen Garten gräme.«[2]

Wir alle werden sterben. Ganz einfach? Eher doch sehr kompliziert. Denn wovon ist die Rede, wenn jemand das Wort »Tod« verwendet? Kann man sich dieses unbekannte Etwas vorstellen? Muss man es fürchten? Und wie erfasst man es mittels einer Theorie? Antworten auf solche Fragen fallen schwer. Der Tod ist ein negativer Sachverhalt, eine Abwesenheitserfahrung. Jemand stirbt, ist gestorben, verschwindet. Ein mehr oder weniger vertrauter Körper zerfällt, eine Stimme ist nicht mehr da. Das sind Fakten, die im Zweifel nicht zu leugnen sind. Und doch kaum zu begreifen.

Es gibt wissenschaftliche Disziplinen, die in der einen oder anderen Weise für den Tod zuständig sind – die Medizin, die

Psychologie, die Theologie, die Ethik, das Recht, die Geschichtswissenschaft. Zugleich ist der Tod etwas Höchstpersönliches. Was ihn anbelangt, herrscht ein Vorrecht der intimen Empfindung. Wie wollte ich sagen, was jene Endlichkeit der mir nahen Personen wie auch meiner selbst bedeutet? Ist hier nicht überhaupt die Grenze des Sagbaren erreicht? So ist ›der‹ Tod eine in sich gebrochene Sache. Wir sind konfrontiert mit zahlreichen wissenschaftlichen Perspektivierungen seines Soseins. Und wir sehen ihn als existenzielles Faktum: Lässt sich etwas Endgültigeres denken, etwas das finsterer, unerbittlicher wäre als ›er‹?

Theorien des Todes existieren, seit es Theorie gibt, also seit zweieinhalbtausend Jahren. In dem Maße, wie Wissenschaft zunehmend »Disziplinen« ausdifferenziert, durchquert das Nachdenken über Tod und Sterben die verschiedensten Fächer. Dazu kommt die Fülle kultur- und alltagsgeschichtlicher Archive: Gebrauchstexte, bildliche Darstellungen, bewahrte Zeugnisse und Relikte, Rituale des Abschiednehmens, der Bestattung, der Trauer. Wie legt man vor diesem Hintergrund eine Einführung in Theorien des Todes an?

Drei Ausgangsentscheidungen prägen dieses Buch. Zum einen diejenige, dass die Frage nach den Theorien des Todes in einen geschichtlichen Zusammenhang gehört. Anders gesagt: Der Tod ist nichts ewig Menschliches, er ist nicht immer gleich. Zwar legt das Faktum des Sterbenmüssens nahe, ›er‹ – der Tod – sei eine autonome Macht, da regiere die Faust des Schicksals oder zumindest die Natur. Dennoch können wir nicht davon ausgehen, dass es eine überhistorische Erfahrung oder Bedeutung des Todes gibt. Das, was unter dem Namen *thánatos*, *mors*, *death*, *mort* oder Tod vorgestellt, gedacht und erwartet wird, unterliegt genauso dem geschichtlichen Wandel wie all das, was vor dem Tod liegt: Leben, Welt, Wirklichkeit selbst. Mit den Todeserfahrungen unterscheiden sich auch die Todestheorien der verschiedenen Epochen. Wie radikal sich Todeskonzepte verändern und wie wenig in puncto Tod selbstverständlich ist: eben das will diese Einführung zeigen.

Eine zweite Ausgangsentscheidung betrifft das Problem des disziplinären Zugangs. Theorien des Todes sind über Expertenkulturen verteilt. Weder gibt es eine fächerübergreifende Thanatologie, noch wäre eine solche möglich – es sei denn als »nomadisierende Wissenschaft«, wie ein Soziologe unlängst vorschlug (Feldmann 2004, 7). So ist das wissenschaftliche Todesdenken begrifflich und methodisch fragmentiert. Beklagen muss man das nicht. Es sollte jedoch klar sein, woher der Wind weht – das heißt, welchen Zugang und welchen Weg durchs Themengebiet man wählt und welchen nicht. Diese Einführung bekennt sich zu einem exemplarischen Vorgehen. Die Kapitel ordnen sich chronologisch, bieten aber keine durcherzählte Geschichte, sondern leuchten markante Stationen des (europäischen) Todesdenkens aus. Theorien verschiedener, aber keineswegs aller Disziplinen kommen zur Sprache, denn begriffliche Fassungen des Todes stehen im Vordergrund, nicht Messwerte. Das bedeutet insbesondere, dass Todesursachentheorien und überhaupt naturwissenschaftliche Einzelheiten zurückstehen. Medizinische oder sozialwissenschaftliche Einsichten finden vor allem dort Erwähnung, wo sie das allgemeine Verhältnis zum Tod berühren und über Fächergrenzen hinaus diskursrelevant werden. Das ist etwa der Fall, wenn sich (wie beim Thema Suizid oder beim »Hirntod«) explizit Diskussionen um medizinische Todeskriterien ranken oder aber wenn (wie im Fall von Sterbestatistik) Auswirkungen von empirischen Konturen ›des‹ Todes auf die Agenda der Theoriebildung – und namentlich der philosophischen Theoriebildung – unübersehbar sind. Grundsätzlich gilt das besondere Interesse der Autorin also dem reflexiven und vielfältigen Todesdenken der Philosophie. Es sollen aber auch Aspekte einer Politik- und Machtgeschichte des Todes deutlich werden, denn die Philosophie ist keine Königsdisziplin und auch keine transdisziplinäre Übersichtswissenschaft. Sie hat in Sachen Tod keine letzte Expertise. Allerdings hat die Philosophie ein sehr langes Gedächtnis begriffs- und theoriegeschichtlicher Art. Und sie scheut nicht zurück vor der Größe des Themas.

Eine dritte Ausgangsentscheidung besteht darin, einen Schwerpunkt auf die Todestheorien der Moderne zu legen. Was prägt Todeskonzepte in den vergangenen zweihundert Jahren und was sind die Merkmale von Theorien des Todes heute, im Zeitalter von Biomedizin und Lebenswissenschaften, von steigender Lebenserwartung, von neuen Formen der psychologischen Bearbeitung des Sterbeprozesses und überhaupt von technischen Visionen – bis hin zur Idee eines in virtuellen Räumen vom Tod befreiten »transhumanen« Lebens? Tatsächlich verändert sich heute im Todesdenken einiges. In den Wissenschaften wie auch in der Alltagsperspektive scheint an die Stelle dessen, was über Jahrhunderte »Tod« hieß, der diesseits des Todes gelegene und besser fassbare Prozess des Sterbens zu treten. Eine solche (mögliche) Verschiebung des Nachdenkens über den Tod hin zu einem Diskurs des »Sterbens« wird in dieser Einführung ebenso diskutiert wie Thesen zum Verschwinden des Todes (Ariès 1978) oder auch zu einer »neuen Sichtbarkeit« des Todes in der Moderne (Macho/Marek 2008). Schon erwähnt wurde das Interesse der Autorin an aktuellen sterbepolitischen Problemlagen: Mit der These einer zunehmenden Politisierung des Sterbens bezieht diese Einführung – nicht unbedingt technikkritisch, aber machtanalytisch – Position. Gleichwohl soll auf jede Moralisierung des Redens über den Tod verzichtet werden. *Faites vos jeux.* Nichts ist geklärt, nichts abgeklärt.

1. Politische Ordnung und philosophischer Tod

»Also, Bester, sieh zu, ob nicht das Edle und Gute etwas ganz anderes ist als das Erhalten und Erhaltenwerden, und ob nicht ein Mann, der es wahrhaft ist, eben dieses, nur zu leben, solange es irgend geht, muß dahingestellt sein lassen und keineswegs am Leben hängen ...«[3]

Dass die Toten den Lebenden schon früh ein Gegenstand der Sorge waren, zeigen prähistorische Zeugnisse. Mit einiger Sicherheit besaßen bereits die archaischen Vorfahren des *homo sapiens* eine Bestattungskultur (Leroi-Gourhan 1964/65, 144 ff.). Auch Praktiken der Erinnerung an Gestorbene zählen wohl zu den unabdingbaren Merkmalen von Kultur. Erst in der antiken griechischsprachigen Überlieferung finden wir jedoch Formen eines theoretischen Nachdenkens über den Tod – Überlegungen also, in denen sich eine forschende Neugier ausspricht und neben der Frage nach dem guten Sterben auch die Unbegreiflichkeit des Todes diskutiert wird. Und zwar als offenes Problem.

Der Beginn einer solchen problematisierenden Todestheorie ist nicht der Beginn des Todesdenkens. Für das alte ägyptische Reich lassen steinerne Monumente, Grabinschriften, heilige Texte ein intensives Erinnerungswesen ahnen, in dessen Zentrum das Ringen mit dem Tod, dem unwiderruflichen Verschwinden, steht. Die Gemeinschaft richtet große Anstrengungen darauf, die Namen und die Körper der Toten zu bewahren, auf diese Weise bleiben sie Teil der Welt (Assmann 1988). Auch der Sonnengott gleicht einem Leichnam. Darin, diesen Gott rituell zu versorgen und seine nächtlich wiederkehrende Begegnung mit dem Lebendigen zu sichern, liegt der Schlüssel zum Inganghalten des ganzen Kosmos, das »Geheimnis der Geheimnisse« (Assmann 1998, 21) der ägyptischen Kultur. Das ägyptische Wissen über den Tod ist gerahmt von Erzählungen, wir sprechen im Rückblick von »Mythen« und meinen damit, dass feste Glaubensvorstellungen das damalige Todesdenken prägten. Ob dieses Bild einer fraglosen, »mythischen« Totenreligion einer vergangenen Gegenwart gerecht wird, lässt sich mit Gewissheit nicht sagen. Sollte es in vorgriechischer Zeit bereits theoretische Texte gegeben haben – individuelle Niederschriften, informelle, fragende und dabei doch verallgemeinernde Aussagen zum Tod – so kennen wir sie schlicht nicht.

1.1 Kosmologische Motive

Für die griechischsprachige Antike ist die Überlieferungslage reich, Epen sind erhalten, Dramen, aber eben auch Texte, die auf freie Reflexion angelegt sind. In den Fragmenten der sogenannten Vorsokratiker, Intellektueller, die im sechsten und fünften Jahrhundert vor Christus tätig waren, findet sich das Problem der Vergänglichkeit mit kühlem, vielleicht sogar ironischem Blick ausgesprochen. So betont Heraklit, einer dieser frühen Autoren, den unmittelbaren Zusammenhang von Tod und Werden. »Entstehen« – in der Bedeutung von Entstandensein, Geborensein, leben – heißt für Heraklit »das Todeslos haben« (vgl. Herakleitos ca. 500 v. Chr., B 20). Heraklit verwendet das Wort *móros* für das Schicksal, als Sterblicher auf der Welt zu sein. Er ist aber auch der Erste, der in philosophischer Absicht das Wort *thánatos* verwendet –

also »Tod« nicht im allgemeinen Sinne von Sterblichkeitsschicksal, sondern auf das konkrete Todesereignis bezogen. Heraklit betont das Spiegel- oder auch Ergänzungsverhältnis von Tod (*thánatos*) und Leben (*zóon*, *bíos*) und stellt es mehrfach in eine Parallele zum Verhältnis von Wachsein und Schlaf: »Der Mensch rührt (zündet sich) in der Nacht ein Licht an, wann sein Augenlicht erloschen. Lebend rührt er an den Toten im Schlaf; im Wachen aber rührt er an den Schlafenden.« (B 26) Und: »Tod ist alles, was wir erwacht schauen, was aber im Tode, Leben.« (Vgl. B 21) Leben und Tod grenzen also aneinander wie Wachen und Schlaf. Der Tod kann vom Leben aus (gleichsam wie von gegenüber) betrachtet werden – und vom Tod herblickend wiederum sehen wir das Leben. Die beiden Zustände – im Leben sein, im Tod sein – erscheinen wie zwei einander ergänzende, komplementäre Welten. Sie stehen einander entgegen, nicht wie die einzige Welt und ihr Jenseits, sondern wie zwei gleichrangige Reiche. »Unsterbliche: Sterbliche, Sterbliche: Unsterbliche«, treibt Heraklit diese Zweipoligkeit auf die Spitze, »denn das Leben dieser ist der Tod jener und das Leben jener der Tod dieser« (B 62).

Lebendes und Totes, Wachendes und Schlafendes, Altes und Junges schlagen ineinander um. Man muss sich beide Zustände vielleicht nicht zwingend als Phasen eines Kreislaufs vorstellen. Es herrscht aber doch wohl eine symmetrische Ergänzungsbeziehung. »Der Menschen wartet, wenn sie gestorben [sind], was sie nicht hoffen noch wähnen.« (B 27) Damit bekräftigt Heraklit zum einen die mythische Vorstellung, dass da, wenn wir gestorben sind, jenes andere Reich des Todes existiert, in das die Gestorbenen überwechseln. Heraklit betont aber auch die Undenkbarkeit des Todes – und das ist ein philosophischer Gedanke: Die griechischen Göttermythen mögen zwar durchaus anschaulich von der Unterwelt, dem Schattenreich des Gottes Hades erzählen. Das sind aber eben Geschichten. In Wahrheit wartet etwas Unbekanntes auf uns – etwas, was sich die Leute weder erhoffen noch denken können. Konsequent betont Heraklit, wie der Tod als generelles Prinzip des Übergangs und der Verwandlung, als Vater allen Werdens verstanden werden kann: »Für Seelen ist es der Tod, Wasser zu werden, für Wasser aber der Tod, Erde zu werden« (B 36, vgl. B 76), heißt es in einem Fragment ganz nüchtern und materialistisch – und in einem anderen ist zu lesen: »Des Bogens Namen also ist Leben (*bíos*), sein Werk aber Tod.« (B 48) Der Lebensbogen bringt den Wandel, nämlich Tod und Zerstörung, in der Art eines Ergebnisses hervor. Zu diesem Verständnis des Todes als eines zum Kosmos gehörigen Prozessprodukts passt auch eine besonders berühmte Formulierung Heraklits: »Der Krieg ist aller Dinge Vater, aller Dinge König.« (B 53) Der Tod ist Produkt, aber auch Herrscher und bringt selbst wieder Dinge hervor.

Empedokles, ein anderer vorsokratischer Denker, bietet keine derart radikale Übergangs- und Verwandlungstheorie des Todes. Er skizziert eher eine Kosmologie des Ausgleichs: eine Theorie von Vermischung und Entmischung. Es gibt nichts Neues auf der Welt, keine Geburt und also auch nicht wirklich einen Tod. Es existieren lediglich Vermengung sowie Austausch von gemischten Stoffen: Die Grundstoffe bleiben im Kosmos durchgehend enthalten, aber sie formieren sich anders und sie formieren sich auch um – womit dann eine je bestimmte Gruppierung von Stoffen unwiderruflich enden kann.

Bei Pythagoras, ebenfalls einem vorsokratischen Philosophen, findet sich ein drittes Motiv, das wie die ersten beiden für die griechische Literatur der Folgezeit eine große Rolle spielt. Es ist der Gedanke vom Tod als einer befreienden Ablösung der Seele vom Körper. Die Situation der sterblichen – weil leiblichen – Existenz gleicht nach Pythagoras einer Strafe, welche die Seele mit dem Tod gleichsam abgebüßt hat und hinter sich lassen kann (vgl. Hügli 1998, 1237). Die umgekehrte Idee des Verschwindens als einer gerechten Strafe für das Dagewesensein deutet hingegen ein frühes Fragment des Anaximander an, dem zufolge alles Seiende »nach der Schuldigkeit (*katá tò chreón*)« (vgl. Anaximandros ca. 540 v. Chr., B 1) in ein Unbestimmtes hinein vergeht, aus dem es entstanden ist. Mit dem Gesichtspunkt der Strafe tritt ein ethisches Motiv in der Todestheorie hervor. Die bei Pythagoras dazugehörige kosmologische Annahme liegt nahe: Seine Idee von der Befreiung der Seele im Tod ist mit der Vorstellung einer körperlosen Fortexistenz dieser Seele verbunden – und wohl erneut mit dem Vorhandensein eines Totenreiches, anderswo und nach der sterblichen Existenz. Bei Anaximander sieht das nicht so eindeutig aus. Sein Satz lässt sich auch lesen im Sinne eines endgültigen Vergehens dessen, was einmal geworden ist und vielleicht sogar im Sinne eines trostvollen Ineinanders von Werden und Vergehen (Scherer 1979, 84 f.). Das Unbestimmte jedenfalls, aus dem alles kommt, sei »ohne Alter« (B 2) und »ohne Tod« (B 3).

Die frühen griechischen Theoriemotive beeindrucken durch ihre Vielfalt. Der Tod tritt auf als Prinzip des Vergehens, als zerstörerischer Übergang, als Auflösung einer temporären stofflichen Einheit, als Eintritt in einen dem Leben gegenüberliegenden Zustand, als befreiende Ablösung der Seele vom Körper, an den diese der Ordnung halber gebunden war, als Rückkehr ins Unbestimmte. In der Fülle der vorsokratischen Gedankenbruchstücke findet sich sowohl die These einer Immanenz der Welt als auch die These eines anderswo gelegenen Totenreichs, wobei das spiegelsymmetrische Gegenüber von Lebendigkeit und Tod die Perspektive beider Seiten womöglich radikal relativiert. Bemerkenswert ist, wie konsequent alle Autoren den Tod als ein Abstraktum betrachten. Der Tod wird bei ihnen nicht durch bildhafte Geschichten erklärt. Er wird auch nicht personalisiert – wie dies noch in Homers großer mythischer Erzählung *Ilias* der Fall war. Bei Homer taucht Thanatos leibhaftig in Göttergestalt als der Bruder des Hypnos, des Schlafes auf. Das Schattenreich, dem er vorsteht, ähnelt der Welt der Lebenden, ist allerdings so trist, dass der Held Achill lieber lebendiger Feldarbeiter wäre als toter Herrscher (vgl. Homer ca. 700 v. Chr. 11, 489f.). Demgegenüber ist der Tod der Philosophen ein abstraktes Problem. Er führt hinein in die große Frage nach Werden und Vergehen. Diese wiederum ist ebenso offen wie die Frage nach dem möglichen Anderswo derjenigen Welt, in der wir Lebendigen und also Sterblichen uns befinden.

1.2 Was man trotz Nichtwissen über den Tod sagen kann

Es fehlt an Denkmöglichkeiten, die den Tod greifbar machen. Mindestens ebenso wichtig ist aber: Es fehlt dem Einzelnen an Ruhe im Blick auf das Vergehen und die Endlichkeit des Erlebens, also an Mitteln gegen die Todesfurcht. Den Tod als Tatsache fassen ist eine Sache. Sich dem Tod, insbesondere dem eigenen, stellen eine andere. Diese doppelte Problematik bewegt in beispielhafter Weise die Philosophie Platons, von dem zahlreiche durchgearbeitete Schriften überliefert sind. Bei Platon findet sich eine ausdifferenzierte Todestheorie. In Gestalt literarisch geschickt verschachtelter Perspektiven hat sein Zugang zur Frage des Todes etwas von einem Mehrebenenspiel.

Im Dialog *Phaidon* setzt sich Sokrates, Platons Hauptfigur, mit dem möglichen Schicksal der Seele nach dem Tod auseinander. Das Thema kommt außerdem auch im Dialog *Politeia* vor, der die Bedeutung der richtigen Darstellung des Todes für die politische Erziehung erörtert. Die *Apologie des Sokrates*, ein weiterer Text Platons, gibt die Verteidigungsrede des angeklagten Sokrates wieder, der sich der Todesstrafe gegenübersieht und zu ihr in eigenem Namen Stellung bezieht. Und dann ist da noch der Dialog *Kriton*, der sich vor allem mit der Frage beschäftigt, ob der Philosoph Sokrates nach dem gegen ihn ausgesprochenen Todesurteil noch versuchen soll, sein Leben zu retten. Platon thematisiert den Tod also einerseits als allgemeines Theorieproblem, Erziehungsfragen eingeschlossen. Andererseits führt er aber auch – am Beispiel des Sokrates – den Weg eines Menschen in den Tod aus der Betroffenenperspektive unmittelbar vor. Während Platons Figuren todestheoretische Fragen abstrakt erörtern, rückt der Tod seiner Hauptperson, die Hinrichtung des Sokrates, immer näher. Der Leser verfolgt dies fast wie ein Augenzeuge mit. War es tatsächlich so, muss man sich bei der Lektüre des Dialogs *Kriton* fragen, dass Sokrates noch in der Todeszelle im Kreis seiner Freunde über den Tod philosophierte? Jedenfalls führt Platon vor, wie seine philosophische Hauptfigur den Tod nicht als Thema unter Themen behandelt, sondern als eine existenzielle Sache – als Schlüssel zu einer Lebenshaltung sowie zum Selbstverständnis der Philosophie. Platons Texte zeigen Sokrates als jemanden, der bereit ist, das, was er sagt, und die Form, in der er seine Aussagen vertritt, mit dem eigenen Leben zu verbürgen. Sokrates' Aussagen über den Tod tragen selbst das Mal der Todesnähe. Und eben deshalb strahlen sie eine besondere Form von Wahrhaftigkeit aus.

Was »ist« der Tod? Ausführlich wird diese Frage im Dialog *Phaidon* behandelt. Im Zuge der Erörterung machen die Gesprächspartner den Gesprächsgegenstand konkreter: Es geht um die Zukunft der Seele. Was widerfährt der Seele im Tod?

Der Dialog beginnt mit dem Problem, dass man nicht weiß, was der Tod ist. Muss man nicht eben deshalb, so Sokrates' Geprächspartner Kebes, den Tod fürchten? Sokrates aber habe behauptet, ein Philosoph sterbe gern. Wie kann er das sagen? Warum geht Sokrates jetzt tatsächlich so ruhig auf den eigenen Tod zu? Und gleiche es nicht einer Befürwortung des Suizids, wenn Sokrates behaupte, gern zu sterben? Kebes sieht hier einen Selbstwiderspruch, schließlich habe Sokrates den Suizid immer missbilligt. Sokrates bestätigt daraufhin seine These, ein Philosoph habe keine Probleme mit dem Tod:

> »Ein Mann, welcher wahrhaft philosophisch sein Leben vollbracht, müsse getrost sein, wenn er im Begriff ist zu sterben, und der frohen Hoffnung, daß er dort Gutes in vollem Maße erlangen werde, wenn er gestorben ist.« (Platon ca. 385 v. Chr. [Phaidon], 63e)

Zur Begründung liefert Sokrates eine Todesdefinition: Der Tod sei nichts anderes als eine Trennung der Seele vom Leib (Phaidon 64c; vgl. Gorgias 524b). Diese Trennung wiederum gleiche jedoch dem, worum der Philosoph sich ohnehin bemühe – wenn er nämlich nach unverfälschter Erkenntnis strebt. Einem Philosophen sei der Körper im Zweifel bei der Wahrheitssuche ja eher im Wege. Etwa wenn die Sinnesorgane täuschen. Und überhaupt bringe der Körper lauter Indirektes in die Erkenntnis hinein. Wenn es aber nicht möglich ist, so spitzt Sokrates zu, »mit dem Leibe irgend etwas rein zu erkennen, so können wir nur eines von beiden, entweder niemals zum Verständnis gelangen oder nach dem Tode« (Phaidon, 66e). Entweder die Seele ist niemals ungetrübt erkenntnisfähig – oder aber es gibt Erkenntnis nach dem Tod. Sofern dann die Seele vom Körper losgelöst fortbesteht. Sokrates behauptet im Dialog *Phaidon* einen solchen Fortbestand der Seele nicht, bezeichnet ihn jedoch als wahrscheinlich. Und er malt die entstehende Perspektive genussvoll aus: Wer nach Erkenntnis strebt, dessen Seele wird nach dem Tod ungehindert philosophieren können. Aller Dummheiten des Leibes entledigt

> »werden wir wahrscheinlich mit ebensolchen zusammen sein und durch uns selbst alles Ungetrübte erkennen, und dies ist ebenso das Wahre. Dem Nichtreinen aber mag Reines zu berüh-

ren wohl nicht vergönnt sein! Dergleichen meine ich, o Simmias, werden notwendig alle wahrhaft Wißbegierigen denken und untereinander reden. Oder dünkt dich nicht so?« (Phaidon 67a/b)

Wie ein unbeschwerter Debattierclub sitzen die körperlosen Seelen nach dem Tod beisammen – so stellen »alle richtig Philosophierenden« (vgl. Phaidon 67e) es sich jedenfalls vor.

Von hier aus ergibt sich eine dreifache Antwort auf die Frage, warum der Philosoph nicht nur keine Angst vor dem Tod hat, sondern sogar gern stirbt. Zum ersten ist ihm die dem Tod zugrunde liegende Trennungsbewegung ohnehin vertraut, denn auch das Denken vollzieht sich als Reinigung der Seele von störenden Nebeneinflüssen, es löst uns von körperlichen Einflüssen und Bindungen ab. Dem philosophisch Geübten ist damit das Sterben nichts Fremdes mehr. Zum zweiten wählt der Philosoph, indem er sich frei für das Denken entscheidet, auch den Weg der Abkehr vom Körper ganz aus Freiheit. Das wiederum erklärt, warum er auch den Tod nicht als etwas Aufgezwungenes betrachten und fürchten muss. Jedenfalls, so hält Sokrates fest, wäre es schon seltsam, versuchte jemand zwar als Philosophierender sein Leben lang »so nahe wie möglich an dem Gestorbensein zu leben«, sträubte sich dann aber plötzlich gegen den Tod (vgl. Phaidon, 67d). Als eine Art Todesversessenheit solle das Erkenntnisstreben gleichwohl nicht verstanden werden. Auch Leute, die nach Wahrheit streben, könnten Angst vor dem Tod verspüren. So präzisiert Sokrates seine Position: Tot zu sein ist für den Philosophen »unter allen Menschen am wenigsten furchtbar« (67e). Dem Zustand völlig fehlender Todesfurcht komme, wer philosophiert, relativ am nächsten. Zum dritten schließlich ist da jene konkrete Ausgestaltung des Zustandes nach dem Tod. Anders als Leuten mit körperlichen Neigungen muss demjenigen, der die geistigen Leidenschaften liebt, die Lage in der Unterwelt in positivem Licht erscheinen. Ohne Körper erwartet den Denker dort genau das, wonach er lange schon strebte. Er kann seine »Seele für sich haben« (67e), was doch geradezu maßgeschneidert seinen Lebenswunsch erfüllt.

Glauben Sokrates (oder auch Platon) tatsächlich an das Fortleben der philosophierenden Seelen? Oder handelt es sich nur um ein Bild, das Zuversicht bewirken soll? Man muss sich die Situation vorstellen, in welcher der im *Phaidon* geschilderte Dialog stattfindet: Sokrates hat nur noch wenige Stunden zu leben, erkennbar bemüht er sich um eine Aufmunterung seiner Freunde. Wohlmeinend den Freunden in Sachen Tod eine positive Möglichkeit vor Augen zu stellen würde zu den Erziehungshinweisen für Soldaten passen, die Sokrates in der *Politeia* gibt. Tapferkeit entstehe nur, erklärt er dort, wenn man den Kriegern kein grausiges Bild vermittelt von dem, was sie nach dem Tod erwartet. Eine freie Gesinnung haben heiße, die Knechtschaft mehr zu fürchten als den Tod (vgl. Platon ca. 386 v. Chr. [Politeia], 386a ff., 387b).

Im *Phaidon* geben sich Sokrates' Gesprächspartner mit dieser Aufklärung nicht zufrieden. Sie fordern genauere Aussagen dazu, was beim Eintritt des Todes passiert. Wenn der Tod die Trennung von Körper und Seele ist – woher wissen wir denn, dass die Seele bei dieser Trennung nicht doch auch stirbt? Wie will Sokrates beweisen, dass die Seele sich nicht einfach endgültig auflöst (vgl. Phaidon, 70a)? Zu dieser Frage gibt Sokrates eine grundsätzliche Auskunft und schließt zwei ergänzende Überlegungen an.

Die grundsätzliche Auskunft besteht in einem recht einfachen Gedanken. Irgendwo müssen die Seelen neugeborener Lebewesen herkommen, denn nichts entsteht aus nichts. Also muss man annehmen, dass es sich bei den Seelen Neugeborener um Seelen von Toten handelt, die sich mit einem entstehenden Körper verbinden, nachdem sie – gewissermaßen zwischenzeitlich – in der Totenwelt fortexistiert haben (vgl. Phaidon, 70d). Sokrates vertritt damit eine Art Wiedergeburtsthese, sofern die Tatsache, dass neugeborene Lebewesen eine Seele haben, anders nicht erklärbar wäre. Er vollzieht diesen Gedanken ein zweites Mal mit Blick auf das Komplementärverhältnis der beiden Bereiche Leben und Tod zueinander. Wie hat man sich überhaupt Prozesse des Werdens vorzustellen? Alles entstehe, so Sokrates, aus seinem Gegenteil. Ein Beispiel seien die beiden einander entgegengesetzten Reiche des Wachens und des Schlafens. Zwischen diesen gebe es aber nicht eine, sondern zwei verschiedene Formen des Übergangs: das Einschlafen und das Aufwachen, den Weg in den Schlaf hinein und den Weg zurück ins Wachen. Ganz vergleichbar dieser spiegelbildlich umgekehrten Situation stehen sich nun aber, so Sokrates weiter, Tod und Leben gegenüber. Zwei verschiedene Prozesse verbinden die beiden Ordnungen: Da vollzieht sich zum einen das Sterben als Weg in den Tod, und da geschieht zum anderen das Geborenwerden als Aufleben aus der Sphäre der Toten. Deutlich erkennbar denkt Sokrates hier das Verhältnis von Tod und Leben in einem hohen Maße räumlich: Der Tod ist nicht einfach Abwesenheit von Leben, er ist vielmehr der dem Reich des Lebendigen permanent gegenüberliegende Raum – eine Ordnung gleich großer und gleich wichtiger Erstreckung. Wie man in das Leben hinein- und hinausgeht, so geht man aus dem Tod hinaus und in ihn hinein. Während Tod und Leben einander ablösen, ist das Leben vom Tod her betrachtet ebenso ein woanders gelegenes Dort-drüben, wie das Totenreich vom Leben her gesehen fernes Anderswo ist. Das lässt an Heraklit denken: Das Leben ist quasi der Tod des Todes und umgekehrt.

Zwei ergänzende Überlegungen unterstützen die These von der Seelenwiederkehr. Sokrates stellt Gedankenexperimente an. Zum einen: Würde tatsächlich alles Lebende einschließlich der Seele sterben, »wie wäre denn zu helfen, daß nicht zuletzt alles im Totsein aufginge« (72d)? Im Klartext: Müssten, wenn die Seele wirklich sterblich wäre, nicht irgendwann schlicht alle Seelen durch Tod quasi aufgebraucht sein? In dieser Überlegung steckt ein empirisches Argument: Wir sehen ja, dass unaufhörlich beseelte Lebewesen geboren werden. Viele sterben, aber immer kommen Seelen nach. So etwas wie eine Knappheit an Seelen tritt nicht ein. Also kann es nicht sein, dass Seelen im Tod sterben. Diese heute kurios anmutende Überlegung macht erneut deutlich: Die Annahme einer Entstehung aus dem Nichts ist aus antiker Sicht eine schlicht irrationale, magische und daher inakzeptable Erklärung. Was neu hervortritt, muss vielmehr irgendwo gewesen sein.

Zum anderen verweist Sokrates auf das Phänomen des Lernens. Angenommen, ich habe eine neue Einsicht, mir wird etwas klar: Wie kann meine Seele dieses Neue finden, wenn sie es nicht vorher schon irgendwie und irgendwoher kannte? Ausführlich entfaltet wird dieses Problem im Dialog *Menon* – dort mit dem Ergebnis, dass die Gewinnung neuer Erkenntnisse nur als eine Form der Wiedererinnerung erklärt werden kann. Im *Phaidon* verwendet Sokrates denselben Gedanken als Beleg für die Fortexistenz der Seele. Ist das Lernen Wiedererinnerung an etwas, das die Seele eigentlich schon weiß, so muss sie das fragliche Wissen bereits vor unserer Geburt empfangen haben – und hat also zwischenzeitlich in der Unterwelt existiert (vgl. Phaidon, 76e).

Ist damit alles gesagt, was man über den Tod wissen kann? Sokrates fügt ungefragt eine weitere Überlegung an. Sie betrifft die Substanz der Seele. Erneut kommt eine Logik der Gegenteile zum Zuge – diesmal im Hinblick auf die Eigenschaften der Seelensubstanz: Welche Dinge ganz allgemein, fragt Sokrates, sind zerstörbar? Die Antwort lautet: zusammengesetzte Dinge, unzusammengesetzte hingegen nicht. Außerdem, so Sokrates, gebe es sichtbare und unsichtbare Dinge. Die sichtbaren verhalten sich veränderlich, die unsichtbaren bleiben immer gleich. Ordne man nun diesen Gegensatzpaaren Körper und Seele zu, so liege auf der Hand: Der Leib ist zusammengesetzt, sichtbar und veränderlich. Die Seele hingegen ist ein unzusammengesetztes Ganzes, unsichtbar und – sieht man von körperbedingten Irritationen ab – unveränderlich. Löst sich der Körper also nach dem Tod auf, so muss nach Sokrates die Schlussfolgerung im Hinblick auf die Seelensubstanz lauten: Sie besteht unauflöslich fort.

In diesem Zusammenhang schiebt Sokrates einen interessanten Gedanken ein, der den exakten Zeitpunkt der Ablösung der Seelensubstanz von der Körpersubstanz beim Sterben betrifft. Tatsächlich zerfällt ein toter Körper ja nicht sofort. Manche Bestandteile einer Leiche, Sehnen und Knochen, erhalten sich sogar ziemlich lange. Man nehme das Beispiel der ägyptischen Mumien: Hier wird der Körper fast unbegrenzt haltbar gemacht. Tatsächlich, so Sokrates, kommt die Seele nicht quasi automatisch vom Körper los, sondern beide hängen stofflich durchaus aneinander fest. Es bedarf also einer aktiven Anstrengung, welche die Trennung vollzieht. Und damit kommt wieder die intellektuelle und moralische Distanz des Philosophen ins Spiel: Hat eine Seele sich bereits im Leben vom Leib recht weitgehend gelöst, so verlässt diese Seele ihrer Substanz nach auch den Leichnam leicht. Hat sie aber im Leben immer eng mit dem Leib verkehrt, so löst sie sich auch im Tod nicht einfach ab, sondern bleibt

> »durchzogen von dem Körperlichen, womit sie durch den Umgang und Verkehr mit dem Leibe, wegen des ununterbrochenen Zusammenseins und der vielen Sorgen um ihn, gleichsam zusammengewachsen ist« (Phaidon, 81c).

Die Seele arbeitet sich im Tod erst allmählich vom Körper und auch vom Leichnam frei. Sokrates vertritt hier keineswegs einen abstrakten Leib/Seele-Dualismus, keine Theorie der zwei Naturen, die einander quasi immer schon fremd sind. Vielmehr muss sich die Ablösung von Körper und Seele ihrerseits quasi physisch vollziehen. Noch im Leichnam besteht eine potenziell mehr oder weniger enge Bindung von Seele und Leib.

Vor dem Hintergrund des Gedankens der Seelenwiederkehr hat Sokrates bis hierher die Unsterblichkeit der Seele zweifach untermauert. Erstens durch das Geburtenargument – ergänzt durch das Argument vom ausbleibenden Seelenmangel und das Beispiel des Lernens. Und zweitens durch das Beschaffenheitsargument: Als das auch in allen anderen Hinsichten Gegenteilige des sterblichen Körpers muss die Seele unsterblich sein. Dennoch heißt dies nicht, dass es jeder Seele leicht fällt, sich vom Körper zu lösen. Im Gegenteil: Ohne Vorbereitung fällt es ihr schwer.

Was ist die Seele? Diese Frage bleibt. Sokrates' Gesprächspartner Kebes und Simmias bieten ihm zwei bildhafte Vergleiche an, die zeigen sollen, dass seine Todestheorie, was die Seele angeht, nicht widerspruchsfrei ist. Sollen wir uns die Seele wie die harmonische Stimmung eines Saiteninstruments vorstellen? Dann wäre sie zwar unsichtbar und auch göttlich. Gleichwohl, so Kebes, wäre sie zerstörbar, sobald jemand das Instrument, also den Körper, zerstöre. Die Seele sei also vielleicht irgendwo gewesen, ehe sie in den Körper kam. Aber wie könne man behaupten, sie existiere fort, wenn der Körper tot ist? Simmias' Einwand lautet etwas anders: Womöglich existiere die Seele unabhängig vom Körper fort. Aber wer sagt uns, dass sie nicht trotzdem irgendwann stirbt? Wir tragen beispielsweise in unserem Leben viele Kleider und – ganz unabhängig davon – sterben irgendwann. Vielleicht trägt eine Seele also gewissermaßen mehrere Körper auf, stirbt dann aber eben doch (vgl. 87d-e).

Sokrates schiebt den ersten Vergleich schnell vom Tisch. Der harmonische Klang eines Saiteninstruments sei eine Folge der konkreten Beschaffenheit des Instrumentenkörpers. Ein Klang sei weder vorher da noch mehr als dieser Körper. Die vorgeschlagene Analogie passe daher weder zur Wiedererinnerungstheorie des Lernens, noch lasse sie Platz für den Fall der unmoralischen Seele. Denn auch Unmoral zerstöre die Harmonie. Denke man das vorgeschlagene Bild weiter, so gliche nicht erst die gestorbene, sondern bereits die lasterhafte Seele einem zerstörten Instrument.

Für den zweiten Vergleich, der Körper könnte die Seele wie ein Kleidungsstück umgeben, nimmt sich Sokrates mehr Zeit. Gibt es einen ursächlichen Beweis dafür, dass die Seele nicht möglicherweise unabhängig von der Körperhülle sterblich ist, etwa spontan, aus sich heraus? Sokrates betont, als junger Mensch habe er selbst auch immer wieder nach positiv beweisbaren letzten Ursachen gefragt. Erst habe er an verschiedene Naturstoffe als den Urgrund aller Dinge und dann an die Vernunft als höchste Ursache geglaubt. Eine Erklärung dieses Typs verlange Simmias nun: Aus einer bestimmten Vorbedingung heraus oder aus einer letzten objektiven Größe solle die Unsterblichkeit der Seele direkt ableitbar sein. Das zu erwarten, so Sokrates, sei aber problematisch. Eine wirklich zweifelsfreie letzte Ursache werde man nämlich nicht finden – oder besser gesagt: Es gibt stets zu viele davon. Warum ist diese Ursache (und nicht eine andere) die Letztursache? Warum steckt hinter allem letztlich Wasser und nicht Feuer, warum Vernunft und nicht Kraft? Wer eine letzte Ursache behauptet, so lautet Sokrates' Folgerung, gibt eigentlich gar nicht eine Ursache an, sondern nimmt im Grunde eine Setzung vor. Denn letztlich findet man mühelos immer aufs Neue

> »jenes, ohne welches die Ursache nicht Ursache sein könnte; und ebendies scheinen mir die meisten mit einem ungehörigen Namen, als wäre es selbst eine Ursache, zu benennen« (Phaidon, 99b).

Mit anderen Worten: Auf der Suche nach einer letzten Ursache drehen wir uns entweder im Kreis oder wir behaupten eine solche Ursache nur, ohne sie ihrerseits abzuleiten. Sokrates rät zu einem Perspektivenwechsel. Es gilt, die Erwartungen zu ändern. Geht es um die letzten Dinge, muss man mit einem anderen Typ von Auskünften zufrieden sein, als positive (Kausal-)Beweise es sind. So empfiehlt Sokrates eine alternative Erklärung der folgenden Art: Etwas ist dadurch begründet, dass eine allgemeine Idee existieren muss, an welcher das, was ich vor mir habe und beurteilen kann, teilhat. Frage ich nach der positiv beweisbaren ersten Ursache beispielsweise des Schönseins, so ist diese Frage nicht beantwortbar. Aber ich kann sagen: Sofern es eine allgemeine Größe namens Schönheit gibt, werden alle schönen Dinge mit gutem Grund schön genannt werden können (vgl. 100d).

Auf diese Weise erklärt Sokrates die Unsterblichkeit der Seele schließlich vor dem Hintergrund ihrer Teilhabe am Leben (*zóë*): Setzt man voraus, dass alles Lebendige eine Seele hat (diese stillschweigende Annahme bezweifelt im *Phaidon* niemand), und setzt man weiter voraus, dass der Tod als das Gegenteil des Lebens definiert ist, dann kann der Tod keine Eigenschaft der Seele sein. Ist mit dem Tod aber die Eigenschaft der Unsterblichkeit logisch nicht vereinbar, kann Sokrates folgern: »Unsterblich ist also die Seele.« (105e) Da Unsterbliches auch unvergänglich sei, zieht Sokrates sogar einen zweigeteilten Schluss: Die Seele ist unsterblich und unvergänglich – und dies wiederum sei ein und dasselbe, denn »es könnte sich kaum irgendetwas dem Untergang entziehen, wenn auch das Unsterbliche und immer Seiende den Untergang annähme«. Der Gott, so Sokrates, »und die Idee des Lebens selbst (*autò tò tès zoès eìdos*)« – dies beides würde wohl, wenn »überhaupt etwas unsterblich ist, von jedem eingestanden werden, daß es niemals untergehe« (106d). Damit bringt Sokrates noch einmal leicht verändert seine Schlussfolgerung auf den Punkt:

> »Tritt also der Tod den Mensch an, so stirbt, wie es scheint, das Sterbliche an ihm, das Unsterbliche aber und Unvergängliche zieht wohlbehalten ab, dem Tode aus dem Wege.« (Phaidon, 106e)

Die Freunde sind nun vollständig überzeugt. Gleichwohl trägt Sokrates ungefragt ein weiteres Argument vor. Es ist anders als die bisherigen, denn es besagt nicht, was ist, sondern wie es sein soll. Wäre die Seele sterblich, ergänzt Sokrates nämlich, fiele jeder Grund weg, sich um ein moralisches Leben zu bemühen:

> »Denn wenn der Tod eine Erledigung von allem wäre, so wäre es ein Fund für die Schlechten, wenn sie sterben, ihren Leib loszuwerden, aber auch ihre Schlechtigkeit mit der Seele zugleich.« (Phaidon, 107c)

Mit anderen Worten: Man braucht den Unsterblichkeitsgedanken, denn ohne ihn verlieren die Menschen die Moral. – Muss man die Unsterblichkeit am Ende nur aus *diesem* Grund behaupten? Das sagt Sokrates nicht. Stattdessen geschieht, was bei Platon an philosophisch heiklen Punkten häufiger vorkommt: Anstelle eines philosophischen Arguments schiebt Sokrates – ganz untheoretisch – eine Geschichte ein, er erzählt einen Mythos.

Nach dem Tod gelangen die Seelen zu Fuß und per Schiff über die Flüsse Acheron und Styx in den Tartaros, die Unterwelt. Der schwierige Weg hat den Charakter einer Prüfung. Dorthin, wo man sorglos unter Unsterblichen zusammensitzt, gelangen tatsächlich nur die »reinen« Seelen. Sokrates behauptet nicht, die Anstrengung, moralisch anständig zu leben, werde tatsächlich auf diese Weise sicher belohnt. Dass an Mythen alles wahr sei, das »ziemt sich wohl einem vernünftigen Mann nicht zu behaupten« (114d). Der Mythos von der Belohnung der reinen Seelen ist also nur ein ermunterndes Bild. Dennoch sei die Hoffnung richtig, nach dem Tod werde es so sein. Der Mythos lehre uns: Es ist ein »schönes Wagnis« (Phaidon, 114d), an die Moral als den Schmuck der Seele zu glauben.

Neben der Theorie, die – trotz fehlenden Wissens – starke Gründe für die Unsterblichkeit ins Feld führt, malt Sokrates also zusätzlich ein beinahe religiöses Bild: Der Weg der Seele nach dem Tod erscheint als moralisches Gericht, es gibt Hoffnung auf individuelle Belohnung. *Glaubt* Sokrates aber an das Jenseitsleben? Christliche Platondeutungen werden diese Frage später bejahen. Man kann die Botschaft vom »schönen Wagnis« aber auch als eine distanzierte und riskante – das Problem des fehlenden Wissens relativierende – Aussage deuten: Auch wenn die Unsterblichkeit der Seele nicht beweisbar ist, müssten wir uns wohl zum Glauben an ihre Unsterblichkeit entschließen. Denn unsere Seelen für sterblich zu halten hätte verheerende Folgen. Nur aufgrund der Unsterblichkeitsvermutung haben Bemühungen um ein tugendhaftes Leben überhaupt einen Sinn. Womöglich muss der Philosoph also, wo Argumente letzte Gewissheiten nicht vermitteln können, zusätzlich noch einen Mythos bemühen – hier: denjenigen von der Überfahrt der guten Seelen zu den Göttern. Gleichwohl wäre Sokrates keiner, der an diesen Mythos selbst glaubt. Und der Mythos wäre kein Argument. Dass die Jenseitsreise der Seele im *Phaidon* und ähnlich im *Gorgias* zur Sprache kommt, markiert eine systematische Verlegenheit. Die Geschichte wird eher durchgespielt, als dass Sokrates, Platons Philosoph, sie in der Art einer These tatsächlich vertritt.

Der Dialog *Phaidon* findet im Gefängnis unmittelbar vor der Hinrichtung des Sokrates statt. Daher sei kurz geschildert, wie die Szene weitergeht. Nach der Aussage, es sei ein »schönes Wagnis«, an das glückliche Schicksal der tugendhaften Seele zu glauben, verkündet Sokrates, er werde noch einmal baden. Wie er lakonisch anmerkt: um nicht »hernach den Weibern Mühe zu machen mit dem Waschen des Leichnams« (Phaidon, 115a). Was die Beerdigung angeht, gibt Sokrates den Freunden freie Hand, die Bestattung seines Körpers sei nicht wesentlich. Kokettiert Sokrates – angesichts der Fürsorge seines verzweifelten Freundes Kriton – noch einmal mit dem Gedanken des vollständigen Endes? »Diesen Kriton, ihr Männer«, spricht er jedenfalls in die Runde,

> »überzeuge ich nicht, daß ich der Sokrates bin, dieser, der jetzt mit euch redet und euch das Gesagte einzeln vorlegt, sondern er glaubt, ich sei jener, der nun bald tot sein wird, und fragt mich deshalb, wie er mich begraben soll.« (Phaidon, 115c)

Bald erscheint der Beamte, der die Vollstreckung des Todesurteils anordnet und sich – selbst weinend – von Sokrates verabschiedet. Die Söhne und die Ehefrau des Sokrates, Xhantippe, sowie weitere Frauen sagen Lebewohl, gehen wieder, und dann wird der Becher mit dem Schierlingsgift gebracht. Sokrates lässt sich Einnahme und Funktionsweise des Giftes genauestens erklären und fragt die Vollstreckungsbeamten scherzend, ob man auch bei einem solchen Getränk ein Trankopfer zu bringen habe. Nach kurzem Gebet leert Sokrates schließlich den Becher in einem Zug, verbittet den Freunden ihre Tränen, legt sich hin und spricht vor seinem Tod die berühmten letzten Worte: »O Kriton, wir sind dem Asklepios einen Hahn schuldig, entrichtet ihm den und versäumt es ja nicht.« (118a) Das ist insofern ein ironischer Satz, als Asklepios der Gott der Heilkunst ist. Sokrates dokumentiert also, dass er die Hinrichtung nicht nur gelassen hinnimmt, sondern gewillt ist, sie als eine Wohltat, als eine Art Heilbehandlung, vielleicht sogar sein ganzes, konsequent philosophisch gelebtes Leben als eine Art Selbstheilungsanstrengung (Foucault 2009, 154 f.) zu betrachten.

1.3 Die sokratische Geste

Der ebenso erzwungene wie gelassene Tod des Sokrates hat eine juristische Vorgeschichte, von welcher Platon in der *Apologie des Sokrates* und im Dialog *Kriton* berichtet. Die *Apologie* ist nichts anderes als die Verteidigungsrede, mit der sich Sokrates vor der athenischen Volksversammlung gegen die Anklage verteidigt, er habe die Götter geleugnet und verhetze die Jugend. Der Text besteht aus Sokrates' Stellungnahme zur Anklage, einer zweiten Rede zum Strafmaß und schließlich einem kurzen, ätzenden Schlusswort, welches die abschließende Entscheidung – die Verhängung der Todesstrafe – kommentiert.

Die Apologie vermittelt von der Situation, in der es um Leben oder Tod geht, ein erstaunliches Bild: Der angeklagte Sokrates verteidigt sich nicht etwa, sondern geht geradewegs zum Gegenangriff auf seine Widersacher über. Er wolle darauf verzichten, das prozesstaktisch Ratsame vorzutragen, verkündet Sokrates im Proömium, also den Auftaktbemerkungen seiner Rede. Er wolle stattdessen die »ganze Wahrheit« sagen, in einfachen ungeschmückten Worten. Es folgen mit Schwung vorgetragene Argumente: Die Anklage sei unhaltbar, er sei kein Sophist, er erziehe nicht Menschen für Geld, er vermittele lediglich »eine gewisse Weisheit« (vgl. Platon ca. 386/5 v. Chr. [Apologie], 20d) und er tue dies nicht, indem er Lehren verbreite, sondern indem er Fragen stelle. Den Vorwurf, seine philosophischen Aktivitäten könnten die athenische Jugend verderben, erklärt Sokrates für absurd. Das Gerichtsverfahren habe einen anderen Grund: Er sei politisch unbequem. Das wiederum stimme zwar. Er störe. Gleichwohl diene sein öffentliches Philosophieren einzig und allein dem Wohle der Stadt, die wie ein großes Pferd zur Trägheit neige und einen Ansporn brauche. Man könne – so Sokrates weiter – ihn töten oder auch vertreiben oder des Bürgerrechtes berauben. Das fürchte er aber nicht: »Daher auch jetzt, ihr Athener, ich weit entfernt bin, um meiner selbst willen mich zu verteidigen, wie einer wohl denken könnte, sondern um euretwillen, damit ihr nicht gegen des Gottes Gabe an euch etwas sündigt durch meine Verurteilung. Denn wenn ihr mich hinrichtet, werdet ihr nicht leicht einen anderen solchen finden ...« (Apologie, 30c-d)

Sokrates macht deutlich, dass er nicht aufhören will, nach Weisheit zu suchen und auch die Athener zu »ermahnen«, also durch lästige Fragen zum Nachdenken aufzufordern.

> »Demgemäß nun, würde ich sagen, ihr athenischen Männer, [...] sprecht mich los oder nicht, daß ich auf keinen Fall anders handeln werde, und müßte ich noch so oft sterben.« (Apologie, 30b-c)

Offenbar muss an dieser Stelle Unruhe im Publikum entstanden sein, denn Sokrates fährt fort:

> »Kein Getümmel, ihr Athener, sondern harrt mir aus bei dem, was ich euch gebeten, mir nicht zu toben über das, was ich sage, sondern zu hören. Auch wird es euch, glaube ich, heilsam sein, wenn ihr es hört. Denn ich bin im Begriff, auch noch so manches andere zu sagen, worüber ihr vielleicht schreien möchtet; aber keineswegs tut das. Denn wißt nur, wenn ihr mich tötet, einen solchen Mann, wie ich sage, so werdet ihr mir nicht größeres Leid zufügen als euch selbst.« (Apologie, 30c)

Als sei es der Provokation nicht genug, distanziert sich Sokrates außerdem von dem Gremium, vor dem er spricht – der Volksversammlung, die zugleich Athens Gerichtsversammlung ist. Er selbst sei es lediglich gewohnt, auf dem Markt zu reden. Die Volksversammlung hingegen sei der Ort der großen Politik, und diesen zu betreten habe er immer vermieden. Einem Philosophen gehe es um die Wahrheit, nicht um politisches Entscheidungswesen. Eine innere Stimme, störende Gedanken, hinderten ihn stets daran, die in der Politik geforderte klare Position zu beziehen. So sei er zur Erfüllung seiner politischen Bürgerpflichten schlichtweg nicht in der Lage (vgl. 17c-d, 31c ff.).

Die Verärgerung bei den Zuhörern dieser »Verteidigungsrede« ist gut vorstellbar. Im Blick auf das Thema Tod ist interessant: Sokrates besteht nicht nur darauf, dass das, was man ihm vorwirft – Wahrheitsorientierung als Provokation von Realpolitik –, für die Stadt Athen nützlich und vom Gott der Stadt Athen gewollt sei. Sokrates bringt vielmehr von sich aus das Thema Tod ins Spiel: Der Philosoph ist jemand, der auf keinen Fall gegen seine Überzeugung handelt, und wenn er dafür sterben muss. Beschwört Sokrates also die Todesstrafe absichtlich herauf? Das wohl nicht. Sokrates dürfte zahlreiche Gegner gehabt haben und war namentlich den athenischen Demokraten aufgrund von Kontakten zu Anhängern anderer politischer Lager verdächtig. Überhaupt gab es viele Gerüchte in der Stadt, das spricht Sokrates in der *Apologie* ausdrücklich an – gegen anonymes Gerede könne man sich im Grunde nicht verteidigen.

Gleichwohl treibt Sokrates die Konfrontation vor Gericht erkennbar auf die Spitze. Wie sieht – vor die existenzielle Alternative zwischen Wahrheit oder aber Tod gestellt – die Haltung eines Philosophen aus? Sokrates führt das regelrecht vor: Um der Wahrheit willen nimmt ein Philosoph lieber den Preis des Todes in Kauf, als seinen Gegnern nach dem Mund zu reden. Dabei geht es weder um persönliches Heldentum noch um einen Opfertod für die Stadt. Zwar beharrt Sokrates darauf, Athen benötige die hartnäckige Störung durch das öffentliche Nachdenken, das er initiiert. Dennoch kommt es ihm letztlich wohl weniger auf das Allgemeinwohl an als auf das gelebte Wahrheitsverhältnis der Philosophie.

Betrachtet man genauer, welche Haltung Sokrates in seiner Verteidigungsrede zum Tod einnimmt, so fällt zunächst einmal auf, dass er sich zwar als weltfremd präsentiert – als jemand, der seinen politischen Bürgerpflichten nicht nachkommen kann oder will. Was er aber betont: Er ist nicht feige. Es muss auch kein Zeichen von Dummheit sein oder etwas, wofür man sich schämen muss, sich in Lebensgefahr zu bringen. Maß aller Dinge sei, warum jemand etwas tut, »ob es recht getan ist oder unrecht, ob eines rechtschaffenen Mannes Tat oder eines schlechten« (28b). Anders ausgedrückt: Auch Leute, die sich für unverzichtbar halten, sind angehalten, sich in Gefahr zu bringen, sobald es um die Gerechtigkeit geht. Man darf vermuten, dass sich dieser Punkt im damaligen Athen nicht von selbst verstand. Dass es vielmehr durchaus als klug und richtig galt, sich selbst zu schonen und andere vorzuschicken, sobald es um das Risiko des eigenen Lebens ging.

Interessanterweise wirft Sokrates den Vertretern dieser Ansicht weder Unredlichkeit vor, weil sie im Zweifel anderen das Schlimme zumuten, noch ruft er pathetisch nach besonderer persönlicher Tapferkeit, nach einem Triumph über die eigene Furcht. Was er den Leuten vielmehr vorwirft ist, dass sie sich irren. Sie schätzen den Tod falsch ein.

> »Denn den Tod fürchten, ihr Männer, das ist nichts anderes als sich dünken, man wäre weise, und es doch nicht sein. Denn es ist ein Dünkel, etwas zu wissen, was man nicht weiß. Denn niemand weiß, was der Tod ist, nicht einmal, ob er nicht für den Menschen das größte ist unter allen Gütern. Sie fürchten ihn aber, als wüßten sie gewiß, daß er das größte Übel ist.« (Apologie, 29b)

Diese Überlegung klingt einfach und seltsam zugleich. Sokrates dreht das übliche Verhältnis von Wissen und Furcht schlicht um:

Nicht, weil ich so wenig über ihn weiß, habe ich Grund den Tod zu fürchten, sondern im Gegenteil. Weil ich gar nicht weiß, ob er überhaupt ein Übel ist, habe ich keinen Grund, ihn zu fürchten. Etwas abstrakter kann man diese Blickumkehr auch so ausdrücken: Der Vernünftige fürchtet nicht das Unklare, das lediglich *mögliche* Übel. Vernünftig ist Furcht nur, wenn man um ein tatsächlich erwiesenes (und bevorstehendes) Übel mit Gewissheit weiß. Erst wenn ich sicher bin, dass etwas schlimm werden wird, habe ich einen Grund zur Furcht.

Damit kommt ein neuer Gesichtspunkt ins Spiel. Sokrates wendet sich gegen eine Politik der Angst, die mit der unbegründeten Furcht vor dem Tod betrieben werden kann. Will der Philosoph um der Gerechtigkeit willen nichts mit öffentlichen Staatsgeschäften zu tun haben, so lässt er sich aus demselben Grund niemals durch staatliche Todesdrohungen von der Einhaltung der Gesetze abhalten. Gerade auch gegen die vermeintlichen Vertreter des Rechts und gegen die Politik bestimmter Politiker pocht Sokrates auf die Einhaltung der Gesetze. Hierzu bringt er in der *Apologie* ein persönliches Beispiel. Einmal habe er doch in einem gewählten Gremium gesessen – dem Rat der 500. Eine heikle Sache stand zur Abstimmung: Zehn Heerführer sollten gesetzwidrig zum Tode verurteilt werden. Der aufwallenden Stimmung der Versammlung hätte das Urteil entsprochen. Da nun, so Sokrates,

> »war ich unter allen Prytanen der einzige, der sich euch widersetzte, damit ihr nichts gegen die Gesetze tun möchtet, und euch entgegenstimmte. Und obgleich die Redner bereit waren, mich anzugeben und gefangenzusetzen, und ihr es fordertet und schriet: so glaubte ich doch, ich müßte lieber mit dem Recht und dem Gesetz die Gefahr bestehen, als mich zu euch gesellen in einem so ungerechten Vorhaben aus Furcht des Gefängnisses oder des Todes.« (Apologie, 32 b-c)

Abgesehen davon, dass kein rationaler Grund existiert, den Tod zu fürchten, gibt es also keinen Grund, sich – durch was auch immer – dazu verleiten zu lassen, sich gegen das Recht zu stellen. Und Angst vor dem Tod darf hier nicht zählen, ebenso wenig wie etwa das Bedürfnis, sich zu den anderen zu gesellen, auf Seiten der Mehrheit zu sein. Sokrates bringt noch ein zweites Beispiel. In der Zeit der Tyrannenherrschaft habe er einen militärischen Sonderauftrag gehabt, jemanden zu verschleppen und zur Hinrichtung nach Athen zu bringen. Das habe er verweigert. Sokrates bilanziert:

> »Auch da nun zeigt ich wiederum nicht durch Worte, sondern durch die Tat, daß der Tod, wenn euch das nicht zu bäurisch klingt, mich auch nicht das mindeste kümmerte [...]. Denn mich konnte jene Regierung, so gewaltig sie auch war, nicht so einschrecken, daß ich etwas Unrechtes getan hatte.« (Apologie, 32 c-d)

Das Recht verteidigen, für das Recht einstehen, notfalls auch gegen die Politik und dann im Namen einer übergeordneten Gesetzlichkeit, wie sie die Götter eigentlich wollen – hier kann man an die Frage denken, die Kebes zu Beginn des Dialogs *Phaidon* äußert: Redet Sokrates nicht vom Suizid? Warum bringt der Philosoph sich nicht einfach leichten Herzen selbst um, wo doch Philosophieren heißt, gern zu sterben? Tatsächlich erklärt Sokrates den Freitod nicht für unmoralisch oder verboten. Aber er befürwortet ihn auch nicht. Erst einmal müsse einem ein Gott signalisieren, ob es im Sinne der göttlichen Ordnung ist, dass man sich umbringt. Selbsttötung ist nichts Beliebiges. Ganz ohne Signal der Götter tut man so etwas nicht. Schon alte Geheimlehren besagen, so Sokrates,

»daß wir Menschen wie in einer Feste sind und man sich aus dieser nicht selbst losmachen und davongehen dürfe, das erscheint mir doch als eine gewichtige Rede und gar nicht leicht zu durchschauen. Wie denn auch dieses, o Kebes, mir ganz richtig gesprochen scheint, daß die Götter unsere Hüter und wir Menschen eine von den Herden der Götter sind. [...] Also auch du würdest gewiß, wenn ein Stück aus deiner Herde sich selbst tötete, ohne daß du angedeutet hättest, daß du wolltest, es solle sterben, diesem zürnen und [...] es bestrafen? [...] Auf diese Weise nun wäre es also wohl nicht unvernünftig, daß man nicht eher sich selbst töten dürfe, bis der Gott irgendeine Notwendigkeit dazu verfügt hat ...« (Phaidon, 62 b-c)

Auch hier sehen wir eine Bindung an Gesetze, freilich nicht an politische Gesetze, sondern an den Willen der Götter. Das Bild des Körpers als »Feste«, also als Gefängnis, in welchem die Menschen sich befinden und aus welchem sie sich nicht selbst befreien dürfen, erinnert an das pythagoreische Motiv von der Gefangenschaft der Seele im Körper. Sokrates verwendet überdies ein pastorales Bild. Dasjenige von den Göttern als Hirten, die sich um ihre Schafe sorgen: Den Willen derjenigen, die einen behüten, hat man mit in Betracht zu ziehen, bevor man den Schritt tut, sich selbst zu töten.

Ein Suizid ist der Tod des Philosophen, der sich an – überpolitischen – Gesetzen orientiert, also nicht. Sokrates' Ankläger werden sich also doppelt schaden: weil die Stadt den unbequemen Philosophen eigentlich braucht und weil der unbequeme Philosoph im Grunde immer ein Muster an Gesetzestreue war. Der Witz der *Apologie* liegt freilich nicht darin, dass Sokrates behauptet, ein Urteil gegen ihn sei ungerecht. Die Botschaft lautet vielmehr: Nicht allein durch Worte, sondern durch die eigene Tat verpflichtet sich der Philosoph der Wahrheit. Die philosophische Rede muss persönliche Wahrhaftigkeit sein – und erst die fehlende Todesfurcht beweist, wie ernst es der Philosoph mit der Wahrheit meint. Er entscheidet selbst, was ihn ängstigt. Alle Arten von Todesdrohungen, auch politische Erpressungsversuche, laufen leer.

Nachdem eine knappe Mehrheit der Gerichtsversammlung Sokrates für schuldig erklärt hat und die Anklageseite die Todesstrafe fordert, reagiert Sokrates mit beißender Ironie: Er selbst würde sich zu einer zeremoniellen Ehrenspeisung im Prytaneion, dem Haus und Wahrzeichen der Stadtregierung, verurteilen. Damit fordert er eine der höchsten Ehren, welche die Stadt Athen jemandem zuteil werden lassen kann. Erneut erlaubt sich Sokrates also eine maximale Provokation. Die realistischen Strafoptionen, die außer der Todesstrafe infrage kommen, behandelt er barsch. Gefängnis und Verbannung lehnt er rundweg ab. Zur Zahlung einer Geldstrafe fehle ihm das Geld. Allenfalls könne er das Angebot von Freunden annehmen, eine gewisse Summe zu übernehmen.

Die Versammlung spricht sich mehrheitlich für die Todesstrafe aus. Sokrates steht noch ein Schlusswort zu. Nun verspottet er diejenigen, die gegen ihn gestimmt haben: Er sei alt, gestorben wäre er ohnehin bald. So nun aber ziehe sich die Stadt auf ewig den Vorwurf einer willkürlichen Hinrichtung zu. Die Strafe der Männer, die ihn töten, werde schwerer sein als seine eigene:

> »Denn jetzt habt ihr dies getan in der Meinung nun entledigt zu sein von der Rechenschaft über euer Leben. Es wird aber ganz entgegengesetzt für euch ablaufen [...] Mehrere werden sein, die auch zur Untersuchung ziehen [...]. Und umso beschwerlicher werden sie euch werden, je jünger sie sind, und ihr umso unwilliger.« (Apologie, 39c)

Das ist eine unverhohlene Drohung. Die Schlechtigkeit läuft schneller als der Tod, sie wird die Ungerechten einholen. Junge Leute werden eine Untersuchung fordern und sie werden die Sache der Philosophie voranbringen – als Sache der Wahrheit, aber eben auch als Sache der Wahrhaftigkeit, der gerechten Haltung, und also als politisches Anliegen. So wenig sie sich das Geschäft der Politiker zu eigen macht, so politisch versteht die Philosophie sich am Ende dann doch.

Den zweiten Teil seines Schlussworts richtet Sokrates an diejenigen, die für ihn gestimmt haben. Es habe ihn während seiner Verteidigungsrede kein göttliches Zeichen des Zweifels unterbrochen – also sei er froh und überzeugt, dass er vollständig richtig gesprochen habe. Nun müsse wohl auch das Todesurteil etwas Gutes sein. Sokrates' Schlusswort lobt noch einmal den Tod:

»Denn eins von beiden ist das Totsein, entweder soviel als nichts sein noch irgendeine Empfindung von irgend etwas haben, wenn man tot ist; oder, wie auch gesagt wird, es ist eine Versetzung und Umzug der Seele von hinnen an einen andern Ort.

Und ist es nun gar keine Empfindung, sondern wie ein Schlaf, in welchem der Schlafende auch nicht einmal einen Traum hat, so wäre der Tod ein wunderbarer Gewinn. Denn ich glaube, wenn jemand einer solchen Nacht, in welcher er so fest geschlafen, daß er nicht einmal einen Traum gehabt, alle übrigen Tage und Nächte seines Lebens gegenüberstellen und nach reiflicher Überlegung sagen sollte, wieviel er wohl angenehmere und bessere Tage und Nächte als jene Nacht in seinem Leben gehabt hat, so glaube ich, würde nicht nur ein gewöhnlicher Mensch, sondern der große König selbst finden, daß diese sehr leicht zu zählen sind gegen die übrigen Tage und Nächte. Wenn also der Tod etwas solches ist, so nenne ich ihn einen Gewinn, denn die ganze Zeit scheint ja auch nicht länger auf diese Art als eine Nacht.

Ist aber der Tod wiederum wie eine Auswanderung von hinnen an einen anderen Ort und ist das wahr, was gesagt wird, daß dort alle Verstorbenen sind, was für ein größeres Gut könnte es wohl geben als dieses [...]? Denn wenn einer in der Unterwelt angelangt [...] dort die wahren Richter antrifft, von denen auch gesagt wird, daß sie dort Recht sprechen [...] wäre das wohl eine schlechte Umwanderung? Oder auch mit dem Orpheus umzugehen und Musaios und Hesiodos und Homeros,

> wie teuer möchtet ihr das wohl erkaufen? Ich wenigstens will gern oftmals sterben, wenn das wahr ist.« (Apologie, 40c-41a)

Eine wichtige Differenz zu Sokrates' Position im *Phaidon* springt hier ins Auge. Sokrates betont die Unsterblichkeit der Seele nicht. Er spielt lediglich zwei gleichrangige Alternativen aus: Ende oder Fortbestand. Mehr kann man nicht wissen. Und Ironie blitzt durch, sowohl was das Vergnügen mehrfachen Sterbens als auch was das ungezügelte Diskutieren im Jenseits angeht:

> »Gewiß werden sie einen dort um deswillen doch wohl nicht hinrichten. Denn nicht nur [...] ist man [dort] glückseliger, sondern die übrige Zeit unsterblich, wenn das wahr ist, was gesagt wird.« (Apologie, 41c)

Nach dem Tode kann man nicht noch einmal hingerichtet werden – so etwas nennt man wohl Galgenhumor.

Eine letzte Wendung des Themas führt der Dialog *Kriton* vor, der in der Zeitspanne zwischen *Apologie* und *Phaidon* spielt. Sokrates sitzt in der Todeszelle, die Hinrichtung rückt näher, und der langjährige Freund Kriton besucht den Verurteilten mit einer Nachricht. Getreue haben Geld gesammelt, ein Rettungsweg ist vorbereitet: In Thessalien, auf dem Land, könnte Sokrates bei Vertrauten unterkommen. Kriton unterbreitet Sokrates diesen Fluchtplan, doch dessen Antwort lautet freundlich und klar: Er will nicht gehen. Erneut entspinnt sich ein philosophisches Gespräch. Das Urteil ist ungerecht, das Ganze Resultat von Fehleinschätzungen, man hat die Gefahren des Prozesses im Vorfeld unterschätzt, die Freunde warten – warum also will Sokrates nicht fliehen?

Der Philosoph nennt auf diese Frage eine Anzahl von Gründen. Neben der philosophischen Wahrheitsorientierung (der Philosoph muss wahr sprechen, auch um den Preis des Todes) sowie dem optimistischen Bild vom Jenseits (im Tod pflegt die tugendhafte Seele den ungetrübten Austausch mit ihresgleichen) wird etwas deutlich, das man das Politische des philosophischen Todes nennen könnte. Sokrates weist Politikerpolitik zurück. Er opfert sich auch nicht einfach für seine Stadt. Gleichwohl wollen seine Reden und sein Verhalten das städtische Publikum bewegen. Und dies über den Moment hinaus.

Erkennbar zielt Sokrates' Entscheidung, das Todesurteil zu akzeptieren, darauf, einen politischen Raum zu verändern – einen solchen Raum womöglich sogar erst durch das Philosophieren, durch die Kraft des Dialogs zu schaffen. Nicht nur die anwesende Öffentlichkeit, sondern auch eine künftige wird ja in der sokratischen Rede auf das Nachdenken verpflichtet. Der Tod ist hierbei keine Nebensache. Er spielt gleich mehrfach mit. Denn erstens gehört ein angstloses Todesverhältnis zu der von Sokrates geforderten und vorgelebten Form des Nachdenkens hinzu. Und zweitens ist da das überlieferte Faktum, dass der Ernstfall tatsächlich eintritt. Wie Sokrates in der *Apologie* selbst voraussagt: Es ist der Tod des Philosophen, welcher der philosophischen Aussage ihre unvergleichliche Wirkung gibt. Der Tod schreibt den sokratischen Anspruch fest. So wird das Sterben zwar nicht zur Erfüllung, aber doch (auch) zum Medium der Philosophie.

Wirken Worte mittels des Todes über den Tod hinweg? Jedenfalls muss man sich klarmachen, dass die durch Sokrates vorgeführte politische Macht der Philosophie sich von der Gegenwart gesprochener Worte (oder auch der Lebenszeit diskutierender Individuen) ablöst, indem sie sich durch die Wirkung von Texten vermittelt. Denn wer ist die »Öffentlichkeit« des sokratischen Philosophierens? Natürlich vor allem die Leserschaft Platons. Die uns bekannte Form der Figur Sokrates ist ja ein literarisches Produkt. Und zwar eines, das überliefert wurde: Seit zweieinhalbtausend Jahren wird die sokratische Haltung in Formen der beeindruckten Lektüre und Wieder-Lektüre variiert. So besehen hat sich die Prognose der *Apologie*, die Gegner der Philosophie sorgten durch das ominöse Todesurteil für den Fortbestand der Philosophie, auf bemerkenswerte Weise erfüllt. Veranschaulicht Sokrates' Haltung vor allem philosophische Konsequenz in der Wahrheitsorientierung? Oder zeigt Platon mit Sokrates, wie man mit dem Tod über den eigenen Tod hinaus seine eigene Lehre zur Legende macht? Oder will die Philosophie gerade beides? Es ist jedenfalls *auch* Textpolitik, eine Politik der maximalen Wirkung des eigenen Textes, welche die in Bezug auf den Tod so souveräne Geste des Sokrates prägt.

Lieber als das Exil der Tod – das macht Sokrates auch dem betrübten Freund Kriton klar (vgl. Platon ca. 398 v. Chr. [Kriton], 52c). Von der Wahrheitsorientierung abzurücken hieße nicht nur, sich lächerlich zu machen. Man ließe sich vielmehr aufgrund eines momentanen, von Menschen ausgeübten Drucks dazu verleiten, gegen zeitlos geltendes Recht zu verstoßen. Angesichts dieser Warnung vor dem bloß vorübergehenden Gesichtspunkt gibt Kriton seinen Widerstand gegen Sokrates' Todesbereitschaft endgültig auf. Offenbar liegt im Verweis auf die Zeitdimension ein überzeugendes Argument. Für den Philosophen zählt die lange Sicht. Es gilt, sich zu Recht und Unrecht für immer ins Verhältnis zu setzen.

Dazu kommt aber eben der ausdrückliche Hinweis auf Bedeutung und Wirkung des Werks. Ein Philosoph, so Sokrates, kann nicht weiterleben, wenn seine eigenen Ansichten und Thesen zerrüttet sind. Die Zerstörung der philosophischen Botschaft, der Wahrheit dessen, was man vertreten hat, kommt jenem Unrecht gegenüber den Gesetzen, mit dem die ganze Person ruiniert ist, auf gewisse Weise gleich.

So lässt sich die Maxime des Sokrates folgendermaßen fassen: Weder hält der Philosoph sich sklavisch an positive Gesetze noch an das, was Politiker vorgeben. Ein Desperado des eigenen Willens ist der Philosoph gleichwohl ebenso wenig. Vielmehr ist es die Vernunftordnung – als gerechte Gesamtordnung –, die für ihn zählt. Und außerdem zählt das Schicksal des eigenen Werks. Und gerade im Blick auf Letzteres reicht die Geste des Philosophen, der den Tod zum Teil seines Werks macht, über den Tod hinaus.

Noch einmal zugespitzt: Der eigene Tod kann nicht nur eine Verteidigung, er kann sogar eine konsequente Fortsetzung und womöglich ein ultimativer Weg der Behauptung und der Verewigung eines philosophischen Auftretens sein. Sokrates' Haltung verbürgt eine gewisse Ordnungsforderung, zeigt, wie Vernunftorientierung als »wahrer« Denk- und Lebensstil aussieht, und demonstriert eine politische Gegnerschaft zur gegebenen Ordnung – der Stadtpolitik. Zugleich gibt sich die Philosophie in der Figur des Sokrates ein Gesicht – als Praxis, die bezogen auf das eigene Sterben angstlos sein kann. Der körperliche Tod eines Menschen ist ein Abschied. Aber er muss nicht gleichgesetzt werden mit dem Ende seines Wirkens in der Zeit.

2. Von der Sorge um sich zum Schrecken des Jenseits

»Und herniedergestiegen ins Todesreich
ist Er, unser Leben selbst, und hat unsern Tod
aufgehoben und ihn getötet ...«[4]

Wie finde ich Glück und Ruhe angesichts des Todes? Auch die ausführlichen Spekulationen zum Fortbestand der Seele münden in diese Frage. Platons Sokrates steht nicht nur für unbedingte Wahrheitsorientierung, für den kompromisslosen Habitus von Wissenschaft, von Theorie. Sokrates verkörpert auch einen ethischen Appell: Kümmere Dich um deine Seele. Wenn Sokrates alle Gründe für Todesfurcht wegdiskutiert und das Sterben – um der Wahrheit, der Stadt, der Wirkung des eigenen Werkes willen – demonstrativ leichtnimmt, so erklärt er einerseits zwar sich selbst für unwichtig: Im philosophischen Dialog stehen nicht die Menschen im Vordergrund, allein die Wahrheit der Sachen soll zählen, über die man spricht. Eben das scheint auch Sokrates' kühle Distanz im Abschied von den Freunden zu vermitteln: Dem Philosophen liegt nichts an der eigenen Existenz. Setzt andererseits aber gerade diese konsequente Haltung nicht eine auf das eigene Leben gerichtete Anstrengung voraus? Um Philosophieren zu können, ist ein konsequent ausgestaltetes Selbstverhältnis gefordert, eine bestimmte »Sorge um sich« – einschließlich der Suche nach den dazugehörigen Lebensregeln.

An diesem Punkt weicht die platonische Todestheorie, für welche die Seele eine gedankliche Sonderrolle spielt, von älteren griechischen Konzepten ab, denen zufolge man beim Sterben die Seele schlicht ins Formlose hinaushaucht. Wenn Sokrates seine Gesprächspartner im Blick auf den möglichen Fortbestand der eigenen Seele zu Erkenntnissen anstachelt, so geschieht dies nicht um der nackten Einsicht willen. Vielmehr bedeutet Philosophieren, andere dazu anzuhalten, ihrem Leben – sorgsam, ethisch gelungen – eine Gestalt zu geben. Und die eigene Endlichkeit bietet für diese Anstrengung ein Maß. Philosophie ist Ethik angesichts lebenslanger Herausforderungen, aber auch angesichts des Todes. Sie wird mit Blick auf den Tod als Haltung gelebt. Die darauf gerichtete »Sorge« bleibt bis zur Spätantike und ins Christentum hinein zentral (Foucault 2001, 25). Vielleicht wirkt Philosophie mit dem Motiv des »Sterben lernens« auf den Philosophierenden sogar wie eine Art Todestherapie: Man wird nicht im physiologischen Sinne vom Tod geheilt, aber man kann aus ihm etwas Stimmiges machen, eine Abrundung der eigenen Lebenshaltung, einen Probierstein der Ruhe. So steht mit Sokrates' Tod eine mächtige Doppelfrage im Raum. Wie gestalte ich mein Leben gut im Hinblick auf den Tod? Und umgekehrt: Wie mache ich den Tod im Hinblick auf mein Leben zu einem Ansporn für das Gute, wie mache ich ihn moralisch-ethisch produktiv?

Die platonische Form der Selbstsorge läuft auf schonungslose, präzise Selbstaufklärung hinaus. Zu kopflastig darf man das nicht nehmen. »Sich selbst Erkennen« (*gnóthi seautón*), der alte griechische Ratspruch, und die »Sorge um sich« (*epiméleia héautou*) gehören untrennbar zusammen (Foucault 1984, 81; Foucault 2001, 19 ff., 97). Hinsichtlich der Todesangst hatte Sokrates klar argumentiert: Weil kein positiver Beweis dafür existiert, dass es am Tod etwas zu fürchten gäbe, wäre es eben Dummheit und verkehrt, ihn zu fürchten. Der Philosoph ist daher auch gar nicht besonders heroisch, wenn er dem Sterben gelassen entgegenblickt. Er triumphiert nicht über das Grauen. Er hat schlicht, weil er (wie in allem, so auch hier) sich streng an das Prinzip der Begründetheit hält, vor dem Tod keinerlei Furcht. Gleichwohl ist es eine Form des Nichtwissens über den Tod, mit welcher der Philosoph sich konfrontiert. »Zeit, daß wir gehen, ich, um zu sterben, und ihr, um zu leben«, so beendet Sokrates seine große Verteidigungsrede: »Wer aber von beiden zu dem besseren Geschäft hingehe, das ist allen verborgen außer nur [dem] Gott.« (Apologie 42a)

Das eigentliche Thema der *Apologie* kommt hinzu. Es ist dasjenige der Erpressbarkeit des Individuums durch Todesangst. Hier streicht Platon die Konfliktlage zwischen dem heraus, was die Volksversammlung und die Politiker von Sokrates fordern (nämlich einzulenken), und dem, was eigentlich den Gesetzen gemäß wäre (nämlich konsequent zu bleiben). Wie ein Chor von Stimmen treten die Gesetze und die der Tagespolitik weit übergeordneten Verbindlichkeiten der Stadt im Dialog *Kriton* dem zweifelnden Philosophen entgegen. Sokrates trifft seine Entscheidung für den Existenzstil des Philosophen und also für die Gesetze wie für den Tod nicht zuletzt als Entscheidung dafür, in Athen zu bleiben, also für den urbanen Raum, zu dem beides gehört. Der Habitus des Philosophen ist nicht völlig von seinem Ort losgebunden, auch dies definiert den Zeitplan, welcher den Tod mit sich bringt. Was aus der Haltung des Sokrates jedoch vor allem spricht, ist das Pathos eines Höchstmaßes an individueller Freiheit, ganz und gar selbst zu entscheiden, wie man sich moralisch-politisch einstellen und seine eigene Handschrift des Entscheidens ausgestalten will. Ein guter und richtiger Tod gehört zu dieser Handschrift dazu.

2.1 Der Tod als Aufgabe und Übung betrachtet

In der Folgezeit Platons – also in den Jahrhunderten der zunächst griechischsprachigen und dann zunehmend auch Latein schreibenden späteren Antike, denn das römische Imperium verleibt sich Griechenland ein – wird das Thema der persönlichen Lebensführung in der gebildeten Literatur immer wichtiger. Zwar hat man weiterhin ein nüchternes Verhältnis zum Tod: Wenn er näherkommt, zieht sich der Arzt zurück, und für das Alltagsleben bezeugen Grabinschriften, dass man keineswegs ans Jenseits glaubte (van Hooff 2001). Auch verfeinern sich die naturkundlichen Erklärungen. So arbeitet Aristoteles im Anschluss an Hippokrates heraus, dass der natürliche Tod aller Lebewesen letztlich eine Frage des körperlichen Hitzeverlustes ist, ein mehr oder weniger schmerzloses »Verlöschen und Ersticken des Warmen«, wenn das Herz infolge von Altersschwäche diese Wärme nicht mehr produzieren kann oder aber die Lunge zu schwach wird, ihre Kühlfunktion zu erfüllen (Aristoteles ca. 340 v. Chr., 479a f.). Auch der gewaltsame Tod gleicht dem Ersticken einer inneren Flamme, in diesem Fall sind ein Zuviel an Hitze oder an Luft die Ursache (vgl. 469b). Die physische Seite des Sterbens wird durch die griechische Theoriebildung also durchaus objektiv durchdrungen. Dennoch ist die ethische Fragestellung wichtiger. Und mindestens in intellektuellen Kreisen gilt: Die Haltung des eigenen Lebens einschließlich der Art, wie ich den Tod zu nehmen weiß, ist Gegenstand und zugleich Medium (also Realisierungsmittel) der Philosophie.

Von Verboten ist die Todesethik der Antike nicht gezeichnet. Generell geht es der antiken Ethik weniger darum, allen gleichermaßen etwas verpflichtend und womöglich strafbewehrt vorzuschreiben (also um Moral im heutigen Sinne). Eher dreht sich die Frage des richtigen Lebens um das, was wir heute die Kultivierung eines angemessenen Lebensstils nennen würde. Vielleicht sollte man auch »Selbstformung« sagen – denn wer sich philosophisch um sich und seine Seele kümmerte, dem war es nicht um unverbindliche Stilfragen zu tun. Tatsächlich machte man sich zu einem Jemand. Zu jemandem, der auf richtige Weise und also auch »gut« – nicht lediglich angenehm, sondern bewunderungswürdig – lebt. Zu dieser »Kultur seiner selber« (Foucault 1984, 60), von der wir natürlich annehmen müssen, dass sie ein Privileg der Gebildeten war oder jedenfalls derjenigen, die sich Zeit nehmen konnten, gehören nicht nur Verhaltenstechniken – ausgewählt und in Maßen essen, sich regelmäßig Rechenschaft ablegen über die eigenen Gedanken und Empfindungen, prüfen, welche ablenkende Gesellschaft man sucht oder meidet. Es gehören dazu auch Techniken der Bewusstseinsleitung – und im Grunde lag der Sinn auch vieler körperlich-praktischer Übungen darin, sich in der Lenkung der Seele und des Denkens zu schulen.

Einer der wirkungsvollen Autoren in diesem Feld ist Epikur, der 341-270 v. Chr. lebte und in Athen eine philosophische Schule unterhielt – als Ort der gelebten guten Lebenseinstellung und des Erlangens von Glück. Auch die – wenn man so will: konkurrierende – ebenso wirkungsvolle Schule der Stoa, etwa zur selben Zeit begründet durch Zenon von Kitia, befasst sich mit dem richtigen und guten Leben. Die Hinwendung zu sich ähnelt einer Selbstbehandlung, in der stoischen Tradition bekommt sie einen nahezu medizinischen Charakter. Epikur setzt darauf, das Bewusstsein der eigenen Endlichkeit als Quelle für einen glücklichen Ausgleich von Unlust und Lust zu nutzen: »Die unbegrenzte Zeit verschafft die gleiche Lust wie die begrenzte, wenn man die Grenzen der Lust mit der Vernunft abmisst« (Epikur ca. 250 v. Chr, XIX [245]), so lautet einer von vierzig Lehrsätzen der *Kyriai doxai*, einer Spruchsammlung zum Auswendiglernen, die im Namen Epikurs überliefert ist. Ein anderer besagt: »Wer die Grenzen des Lebens kennt, weiß wie leicht das zu beschaffen ist, was den schmerzenden Mangel beseitigt und das ganze Leben vollkommen macht.« (Epikur ca. 250 v. Chr, XXI [245]) In der stoischen Variante ist es weniger die Kompensation von Unlust durch eine Lust, zu der man selbst den Schlüssel besitzt, es sind vielmehr das Ertragen von Unlust, die Kunst der Gelassenheit und die gleichmütige Hinnahme des Schicksals, die der Philosoph zu pflegen hat.

Anders als die bei Platon geschilderte Rolle der Philosophie, vor allem ein Bestandteil der Knabenerziehung zu sein, erstrekken sich die epikureische und die stoische (wie dann später auch die radikale kynische Ethik) auf das ganze Leben. Es handelt sich bei der philosophischen Ethik also um Erwachsenenerziehung, und eingeübt wird eine Praxis, die das ganze Leben lang bis ins Alter Teil des Alltags sein soll. Es sei für niemanden zu früh oder zu spät, sich um die Gesundheit der Seele zu kümmern, schreibt Epikur in einem Lehrbrief an Menoikos, einen Schüler:

> »Wer aber sagt, es sei noch nicht Zeit zu philosophieren, oder die Zeit sei schon vorbei, der gleicht einem, der sagt, es sei noch nicht Zeit, um glücklich zu sein, oder die Zeit dafür sei schon vorbei. Deshalb muss sowohl ein junger wie auch ein alter Mensch philosophieren, der eine, damit er während er alt ist, jung bleibt durch das Gute, das ihm widerfahren ist, der andere, damit er zugleich jung und alt ist in seiner Furchtlosigkeit gegenüber der Zukunft.« (Epikur ca. 250 v. Chr., 122 [223])

Drei Jahrhunderte später wird der stoisch denkende römische Autor Seneca ganz ähnlich argumentieren: Nicht die Natur verleiht sittliche Vollkommenheit, sondern man muss die Anstrengung eines ganzen Lebens ins Gutsein investieren, »eine Kunst ist es, ein Mensch von Wert zu werden« (Seneca ca. 62 n. Chr., 90, 44 [371]). Sein Leben lang solle man lernen – als dieser weitreichende Anspruch erweist sich die ethische Form, die Selbstgestaltung des eigenen Verhaltens, über das ganze Leben hinweg. Auch für Seneca gehört zur Bedeutung des Wortes Philosophie, dass das Herz und die Seele gefestigt werden, und zwar in einem die ganze Person umgreifenden Sinn.

Der Tod spielt für die Idee, die Philosophie sei ein Lebensprojekt der ethischen Vervollkommnung, eine zentrale Rolle. Zielpunkt aller Überlegungen ist der Tod zwar nicht, aber er stellt eine wichtige Herausforderung dar, an der sich die Persönlichkeit des philosophisch lebenden Menschen messen und vervollkommnen kann. Geht es um die Frage der Angstlosigkeit wie auch um das eigene Verhältnis zur Knappheit der Zeit, ist der Tod eine Art Prüfstein – und dies ganz praktisch: Er kann als Gegenstand innerer Übungen verwendet werden. Der Einzelne kann sich mit seinem eigenen Tod konfrontieren, sich gedanklich auf ihn zu bewegen, ihn sich möglichst intensiv vorstellen: Wie wird es wohl sein, ihm zu begegnen? Diese Vorwegnahme einer leibhaftigen Erfahrung des Todes muss ihn nicht bedrohlicher machen, sie kann auch erleichtern. Berühmt ist eine – rasch dahingesagt klingende, aber durchaus ernsthafte – These des Epikur:

> »Solange wir da sind, ist er [der Tod, pgg] nicht da, und wenn er da ist, sind wir nicht mehr. Er hat also weder für die Lebenden noch für die Toten eine Bedeutung; denn für die einen ist er nicht da, die anderen sind für ihn nicht mehr da.« (Epikur ca. 250 v. Chr., 125 [225, vgl. 130f., 238f.])

Dieser epikureische Gedanke ist nicht nur ein Sophismus, eine gewollte Spitzfindigkeit, sondern man kann ihn als Resultat einer ernsthaften Versenkung in das Problem der Todeserfahrung verstehen. Wenn ich mir konkret den Todesaugenblick bewusst zu machen versuche, dann stoße ich auf ein zeitliches wie auch erlebensmäßiges Paradox: Entweder der Tod, den ich mir vorstelle, steht noch bevor – und ist dann harmlos, ein bloßer Gedanke. Oder aber er ist schon eingetreten. Dann aber gibt es mich nicht mehr, und er erreicht mich ebenfalls nicht.

Epikurs Empfehlung lautet also: »Gewöhne dich daran zu glauben, dass der Tod keine Bedeutung für uns hat.« (Epikur ca. 250 v. Chr., 125 [225]) Der Druck der Endlichkeit insgesamt – oder jedenfalls seine subjektive Seite – löst sich auf in ein Scheinproblem: Ich erlebe ohnehin ja immer nur das Hier und Jetzt. Wenn aber meine Wahrnehmung endet, enden auch meine Sorgen. Ich kann (und sollte) folglich leben, als ob ich immer lebte.

Platons Sokrates wäre so weit nicht gegangen, sofern er sehr deutlich auf der erzieherischen Funktion der Endlichkeit beharrte: Man muss an die Notwendigkeit glauben, sich für ein gutes Leben der Seele im Totenreich anzustrengen. Auch Epikur meint freilich nicht, dass es auf eine ethische Haltung im Leben nicht ankäme. Man lässt den anderen einen Eindruck von der Form seines Lebens zurück, und diese Form sollte vernünftig sein. Es besteht jedoch keinerlei Grund zu Bedrückung oder Furcht im Gedanken an den eigenen Tod.

Seneca, der römische Stoiker, setzt den Akzent deutlich anders als Epikur und die lateinisch schreibenden Epikureer. Seneca warnt vor rhetorischen Tricks, die uns den Tod allzu einfach als völlig harmlos hinstellen:

> »Es wird aber das Herz festigen ständiges Philosophieren, falls du nicht Worte übst, sondern die Seele, falls du dich auf den Tod vorbereitest, gegen den dich nicht ermahnt noch ermutigt, wer mit Spitzfindigkeiten dir einzureden versucht, der Tod sei kein Übel.« (Seneca ca. 62 n. Chr., 82, 8 [189])

Tatsächlich sei der Tod, so Seneca, *an sich* allem Anschein nach weder ein Übel noch ein Gutes:

»Ein Metallklumpen ist an sich weder warm noch kalt: Ins Feuer geworfen, erwärmt er sich, in Wasser gesenkt, erkaltet er. Der Tod ist sittlich durch das, was das Sittliche ist: das ist die sittliche Vollkommenheit und eine Gesinnung, die Äußerlichkeiten verachtet. Auch bei den Dingen, [...] die wir als neutral bezeichnen, gibt es aber einen großen Unterschied. Nicht nämlich ist auf die Weise der Tod gleichgültig wie die Frage, ob du eine gerade oder ungerade Zahl von Haaren hast: der Tod gehört zu den Dingen, die zwar nicht schlecht sind, aber dennoch das Aussehen eines Übels haben; die Liebe zu sich selbst und der Wille, weiterzuleben und sich zu bewahren, sind uns eingepflanzt, ebenso der Abscheu vor Auflösung, weil sie den Eindruck erweckt, uns viele Güter zu entreißen und uns aus der Fülle der Dinge, an die wir uns gewöhnt haben, hinwegzuführen. Auch der Umstand ent-fremdet uns dem Tode, daß wir diese Verhältnisse schon kennen, von jenen, in die wir hinübertreten müssen, nicht wissen, wie sie beschaffen sind, und vor ihnen, da sie unbekannt, zurückschrecken. Naturgegeben ist uns außerdem die Furcht vor dem Dunkel, in das uns der Tod führen wird, wie man glaubt. Daher, auch wenn gleichgültig der Tod ist, ist er dennoch nichts, was leicht vernachlässigt werden kann: mit großer Übung muß sich die Seele abhärten, um seinen Anblick und sein Nahen zu ertragen. Wir müssen dem Tod mehr Verachtung zeigen, als es geschieht.« (Seneca ca. 62 n. Chr., 82, 14 f. [193 f.] – modifizierte Übers., pgg)

Seneca differenziert also auf der einen Seite zwischen dem Wissen, das wir haben oder haben können: Der Tod ist nichts Übles, er kann vielleicht sogar ein Gutes sein, indem wir uns an ihm bewähren. Auf der anderen Seite haben wir gleichwohl Schwierigkeiten mit ihm. Das Aussehen eines Übels hat er nämlich dennoch, und unsere diesbezügliche Unsicherheit und Furcht werden wir so einfach nicht los. Es bedarf folglich der Abhärtung und der Prüfung, dem Tod gelassen entgegenzusehen. Die bloße mentale Einsicht, für die Epikur wirbt, reicht nach Seneca für eine innere Ruhe angesichts des Todes nicht aus.

Auch der Umgang mit dem Faktum der Endlichkeit stellt sich aus seiner Sicht schwieriger dar als aus der epikureischen Perspektive des Hier und Jetzt. In seiner Schrift *Über die Kürze des Lebens* rät Seneca zu einer Schärfung des Bewusstseins dafür, wie wenig Zeit uns – sofern wir sterblich sind – für das Wesentliche im Leben eigentlich bleibt. Wer das gute Leben auf das Alter verschiebt, legt es auf eine Zeit, in der schon nicht mehr viel Lebenszeit übrig ist. Wer für das Auskosten der Gegenwart plädiert, tut jedenfalls gut daran, die guten Tage und nicht irgendein abstrakt geplantes Zeitstück in den Mittelpunkt seines Ideals vom guten Leben zu rücken: »Gerade die besten Tage im Leben entfliehen den armen Sterblichen zuerst« (Seneca ca. 49 n. Chr., IX, 2 [201]), zitiert Seneca Homer und diagnostiziert:

»Eines sorglosen und ruhigen Gemütes Art ist es, alle Teile seines Lebens zu durchlaufen; die Vielbeschäftigten, als ob sie unter dem Joche seien, sind sich umzudrehen und zurückzuschauen nicht fähig. Es versinkt also ihr Leben im Abgrund; und wie es nichts nützt, magst du, wieviel auch immer, hineinschütten, wenn nicht zugrunde liegt, was auffängt und bewahrt – so ist es bedeutungslos, wieviel Zeit gewährt wird, wenn es nichts gibt, wo sie Rückhalt findet: durch zerrüttete und löchrige Seelen versickert sie. Die gegenwärtige Zeit ist sehr kurz, so sehr in der Tat nämlich, daß sie manchen als nichts erscheint; im Lauf nämlich ist sie stets, sie strömt und stürmt dahin; sie hört auf zu sein, ehe sie gekommen ist, und ebensowenig duldet sie Aufenthalt wie das All oder die Sterne, deren stets ruhelose Bewegung niemals an derselben Stelle bleibt. Einzig also gehört den Vielbeschäftigten die Gegenwart, die so kurz ist, daß man ihrer nicht habhaft werden kann, und eben sie entzieht sich ihnen, da sie in vieles verstrickt sind.« (Seneca ca. 49 n. Chr., X, 5 f. [205])

Aus diesem Befund resultiert eine andere Empfehlung, als einfach nur den Tag zu nutzen. Es gilt, seine Tage abseits der Welt zu verbringen, um die ganze Spanne des Verbleibenden zum Gegenstand einer Art Strukturierungs- und Reflexionsarbeit zu machen. Nur, wer sein Leben bewusst »fern von aller Geschäftigkeit führt«, entwickelt einen Sinn für die Kürze des endlichen Lebens und weiß mit der gegebenen Zeit umzugehen. Und konsequent lässt sich allein durch einen Rückzug, zum Beispiel aufs Land, die vorhandene knappe Zeitspanne optimal verwerten.

> »Nichts davon wird [auf andere] übertragen, nichts hierhin und dorthin verstreut, nichts davon dem Schicksal überantwortet, nichts verkommt aus Lässigkeit, nichts wird durch Freigebigkeit entzogen, nichts ist überflüssig; vollständig – sozusagen – verzinst es sich [= das Leben, pgg]. Auch noch so kurz, reicht es daher mehr als genug, und deshalb – wann immer der letzte Tag gekommen ist – wird nicht zögern der Weise, in den Tod zu gehen mit festem Schritt.« (Seneca ca. 49 n. Chr., XI, 2 [207]).

Wer klug ist, distanziert sich also von der Welt, und dies am besten gemeinsam mit nur wenigen, wahlverwandten Menschen. Wer in diesem Sinne philosophisch lebt, verwandelt, so Seneca, die Grenzen der Sterblichkeit »in Unsterblichkeit«:

> »Des Weisen Leben also hat große Weite; nicht schließt dieselbe Grenze ihn ein wie die übrigen: er allein wird von des Menschengeschlechtes Gesetzen befreit: alle Jahrhunderte dienen ihm wie einem Gott. Vergangen ist eine Zeit? Er hat sie mit seiner Erinnerung ergriffen, ist sie da? Er nutzt sie; wird sie kommen? Er nimmt sie vorweg. Ein langes Leben verschafft ihm aller Zeiten Vereinigung zu einer einzigen.« (Seneca, ca. 49 n. Chr., XV, 5 [223])

Epikureisch-leichtherzige Gegenwartswahrnehmung auf der einen Seite, stoisches Kalkül der vorsorglichen Ausnutzung und Entgrenzung der gegebenen Lebensfrist auf der anderen: Wenn man so will, handelt es sich um zwei exemplarische Weisen, das Leben zu führen wie zugleich auch sterben zu lernen – durch Reflexion auf die eigene Endlichkeit. Man nutzt die Bewusstheit des Todes zur Intensivierung des Gegenwartsgespürs und schneidet die eigene alltägliche Lebensweise auf einen guten, erfüllten Abschied zu.

Sehr konkret kann der Tod dabei zur Aufgabe und Übung werden. Tatsächlich münden spätantike Programme einer guten (und glückverheißenden) Seelenführung in praktische Verhaltensübungen, etwa in Proben der Askese. Berühmtes Beispiel ist eine pythagoreische Askeseübung, die bei Plutarch empfohlen wird: Treibe früh morgens nüchtern Sport und setze dich dann an ein einen mit Köstlichkeiten üppig beladenen Tisch, vertiefe dich in den Anblick der Mahlzeit und überlasse sie dann deinen Dienern; iss selbst nur ein wenig von der kargen Speise der Sklaven (vgl. Plutarch ca. 100, 585a [236f.]).

Eine reine Bewusstseinstechnik ist die *meditatio*, im Griechischen *meléte*: eine Aneignungsübung, die darauf hinausläuft, sich eine Erfahrung so genau auszumalen, dass man sich möglichst weitgehend in sie hineinversetzt und mit ihr umgehen lernt. Eine extreme solche Prüfung ist die *meléte thanátou* und im Lateinischen dann *meditatio mortis* genannte Probe: eine Meditation des Todes. Ich schule mich, indem ich mich gedanklich ganz in die Situation eines Sterbenden hineinversetze und mich für mich selbst dieser Erfahrung stelle. Wichtig ist, dass es dabei nicht allein darauf ankommt, sich abzuhärten – sich quasi taub zu machen für den Schrecken des Todes, wie es in Senecas Formulierung vom »festen Schritt« auf dem Weg in den Tod anklingt. In der *meditatio mortis* geht es vielmehr auch um eine Sensibilisierung, um einen Bewusstwerdungsprozess, der aus der radikalen Konfrontation mit der eigenen Endlichkeit erwächst. Ich verändere, indem ich mich in das Gefühl des Endes hineinversetze, mein ganzes Sosein, meine Lebenshaltung hier und jetzt. Seneca führt seinem Schüler Lucilius vor Augen, jeden einzigen Tag solle man so gestalten, als umfasse dieser ein ganzes Leben: Geburt, Jugend, Lebensmitte, Alter und Tod, »nichts nämlich enthält die längste Zeitspanne, was du nicht auch in einem einzigen Tag findest«, daher ist jeder Tag so zu ordnen, »als beschließe er den Zug, vollende und erfülle er das Leben« (vgl. Seneca ca. 62 n. Chr., 12, 7f. [81]). Diese »Übung des letzten Tages« (Foucault 2001, 582) vermittelt nicht einfach eine Begegnung mit dem Tod. Sie lehrt vielmehr ein neues Lebensverhältnis. Gelingt es uns, den einzelnen Tag bewusst gedrängt und knapp, aber als intensiven Bogen zu leben, dann werden wir unser ganzes Leben am Ende befriedigt lächelnd beschließen können.

Naheliegend ist: Wenn der Tod eine ethische Übung und Gestaltungschance darstellt, wird der Freitod zwar nicht verboten sein, er dokumentiert im Zweifel aber doch eine gewisse Laxheit, ein Versagen in der Selbstlenkung. Epikur bringt das wie folgt auf den Punkt:

> »Es ist lächerlich, in den Tod zu laufen aus Lebensüberdruss, wenn du durch die Art und Weise deines Lebens bewirkt hast, dass du in den Tod laufen musst.« (Epikur ca. 250 v. Chr., 130f.; vgl. Seneca ca. 62 n. Chr. 24, 22 [211f.])

Als Ziel der Arbeit an sich selbst nennt auch Marc Aurel die *meditatio mortis*:

> »Darin zeigt sich die Vollkommenheit des Charakter, daß man jeden Tag wie seinen letzten verbringt und weder sich aufregt

noch in Untätigkeit erstarrt noch sich verstellt.« (Marc Aurel, ca. 168-180, 7, 69 [177])

Und der Stoiker Epiktet formuliert wie folgt:

»Tod, Verbannung und alles andere, was als furchtbar gilt, halte dir täglich vor Augen, besonders aber den Tod, und du wirst niemals kleinliche Gedanken haben oder etwas übermäßig begehren.« (Epiktet ca. 100 n. Chr., 21 [29])

Solche Sätze kann man als Kalendersprüche lesen. Sie stehen jedoch für die Idee einer Praxis: Tatsächlich sind eine harte, existenzielle Prüfung und ein innerer Wandel des Bewusstseins sowie des Verhältnisses zum eigenen Leben gefordert. Ein Rest vom kompromisslosen Ernst des Sokrates schwingt mit – als der Figur, welche Philosophie als eng an den Tod geknüpfte Haltung nicht nur bestimmt, sondern eben auch vorlebt.

Epikureismus und stoische Maximen entfalten in der römischen Antike (kurz vor der Zeitenwende und danach) eine breite Wirkung. Bei Lukrez und Horaz spiegelt sich eher ein zeittypischer Epikureismus, bei Seneca, Musonius Rufus, Epiktet – alles Autoren des ersten Jahrhunderts nach Christus – sind es eher stoische Elemente, die zählen. Philosophieren heißt sterben lernen: Das bleibt aus stoischer wie aus epikureischer Perspektive ein Grundmotiv für Philosophie als Lebenshaltung überhaupt. Gleichwohl verliert sich bei den spätantiken Autoren jener politische Bezug, den der philosophische Tod bei Platon hat. Das Sterbenlernen wird zur höchstpersönlichen Sache, ein Bildungsgut – allein oder durch Austausch im kleinen Kreis erlangt.

Man pflegt die Spätantike als eine Zeit der Individualisierung zu deuten: Das politisch geprägte Zusammenleben im kollektiv orientierten Athen zerfällt. Es weicht einem Bürgerbewussein, für das Unabhängigkeit von der Gruppe und die Wirtschaftseinheit der römisch-rechtlichen Familie zählt. Michel Foucault hat mit seinen Arbeiten zur Spätantike diese Interpretationslinie etwas verändert: Es ist nicht einfach die Etablierung von Privatheit, sondern die Etablierung einer Kultur von Selbsttechniken (vgl. Foucault 2001), der Ausarbeitung einer ethischen Haltung im Umgang mit sich selbst – und damit eine neue Fassung von, sagen wir vorsichtig: Subjekthaftigkeit der Individuen, die in den durch griechische Impulse geprägten Jahrhunderten entsteht. Man muss sich um sich selbst kümmern – diese Maxime schafft neue Möglichkeiten der Selbststärkung und zugleich der subjektiven Schwäche. Man kann sich ausbilden zu einer Person, die den Tod zum Teil ihrer eigenen Lebensmaximen gemacht hat und dadurch von Schicksalsschlägen wie auch Ängsten nicht mehr getroffen wird, vielleicht sogar eine Art Unsterblichkeitsgefühl ihr Eigen nennt. Man kann aber auch scheitern an der ethischen Aufgabe, und sei es durch Unterlassung.

Im Unterschied zur athenischen *paideia*, der erotisch-spielerischen Lehr-/Lernkultur des Sokrates, gewinnt die Arbeit an der eigenen Haltung in der Spätantike den Charakter einer einsamen Praxis der Besorgnis. Die Philosophie weicht nicht nur aus dem öffentlichen Raum, sondern sie rückt gleichsam näher an die individuelle Seele und den Körper heran. Der Tod wie auch das Faktum der Endlichkeit, der Mangel an Zeit sind Prüfsteine und – einer Medizin nicht unähnlich – Stärkungsmittel für die ganze Person.

2.2 Das christliche Jenseits

Das Christentum tritt mit einem neuen, ganzheitlich-intimen Pathos der Glaubens- und Gotteserfahrung auf. Gleichwohl kann es in der heidnischen Ethik Anknüpfungspunkte finden, und zwar gerade auch in jener höchstpersönlichen Bedeutung des Todes als Grenze und Probierstein für die eigene Lebensführung. Allerdings kommt nicht länger dem Leben diesseits des Todes die entscheidende Bedeutung zu, sondern dem Schicksal der Seele im Jenseits. Dieses Schicksal wiederum unterliegt nicht menschlichen Maßen, sondern einem göttlichen Urteil. Es ist ein Urteil, das – wie das, was nach dem Tode kommt, überhaupt – unsere eigene Einschätzung in jeder Hinsicht übersteigt.

Im Zeichen der Nachfolge Christi sowie der Sündigkeit des Menschen erhält die antike Forderung, das eigene Bewusstsein zu lenken, ein vorher nie dagewesenes Gewicht. Man kann hier die Kontinuität zur antiken Ethik betonen. In der frühen christlichen Ethik wie auch in der Bibel wird das Motiv der Sorge um die eigene Seele variiert, und ebenso die Bedeutung des Todes als einer Art Prüfung, an der sich die authentische Qualität des Glaubens entscheidet. Der Tod Christi ist der spektakulärste Fall einer solchen Probe. Man kann die Golgatha-Szene als Opfertod des Lammes Gottes interpretieren. Man kann aber auch Züge der antiken Selbstprüfung darin sehen.

Wichtiger als die Kontinuitäten sind allerdings die mit der christlichen Lehre verbundenen Veränderungen der Sicht auf den Tod. Radikal neu ist die Thematik des persönlich versprochenen Heils. »Brüder, wir wollen euch über die Verstorbenen nicht in Unkenntnis lassen, damit ihr nicht trauert wie die anderen, die keine Hoffnung haben«, schreibt der Apostel Paulus an die thessalonische Gemeinde und erläutert weiter, der Herr selbst werde von Posaunentönen begleitet vom Himmel herabkommen und den Befehl zur Auferstehung erteilen:

> »Zuerst werden die in Christus Verstorbenen auferstehen; dann werden wir, die Lebenden, die noch übrig sind, zugleich mit ihnen auf die Wolken entrückt, dem Herrn entgegen. Dann werden wir immer beim Herrn sein. Tröstet also einander mit diesen Worten!« (1. Thess 4, 16 ff.)

Im Brief an die Philipper geht Paulus so weit, das Sterben als »Gewinn« zu bezeichnen. So werde es fraglich, ob man besser im Leben bleibe oder aber im Tod bei Christus sei. Der Gläubige jedenfalls verherrliche Christus gleichermaßen, wenn er körperlich lebt wie durch sein körperliches Sterben. Paulus stilisiert dies auch für sich selbst als echtes Dilemma:

> »Was soll ich wählen? Ich weiß es nicht. Es zieht mich nach beiden Seiten: Ich sehne mich danach aufzubrechen und bei Christus zu sein – um wie viel besser wäre das! Aber euretwegen ist es notwendiger, dass ich am Leben bleibe. Im Vertrauen darauf weiß ich, dass ich bleiben und bei euch allen ausharren werde, um euch im Glauben zu fördern und zu erfreuen, damit ihr euch in Christus Jesus umso mehr meiner rühmen könnt, wenn ich wieder zu euch komme.« (Phil 1, 22 ff.)

Das Weiterleben erscheint hier als Pflicht, wenn nicht gar als Opfer, welches Paulus erbringt – als Gläubiger wie auch als Hirte seiner Gemeinde, um welche er sich in beständiger »pastoraler« (Foucault 1981) Zuwendung zu kümmern hat. Im Leben ist das Ich (noch) von Gott getrennt. Diese Trennung wird später aufgehoben sein – nicht schon im Tod, aber mit der Auferstehung. Dieser Heilserfahrung aber sind die Toten bereits einen Schritt näher, denn die Reihenfolge ist klar festgelegt: *Zuerst* holt der Herr die Verstorbenen zu sich, dann entschweben »wir, die Lebenden, die noch übrig sind« (1. Thess 4, 17), in den Himmel. Erkennbar ist dieses Bild noch auf die Naherwartung eines baldigen, noch zu Paulus' eigenen Lebzeiten stattfindenden Weltendes eingerichtet. Und deutlich schwingt mit, was man vielleicht als die spezifisch frühchristliche Mischung aus Trost und Triumph bezeichnen kann: Die Grenze, vor der die Heiden sich fürchten, ist gar nicht relevant. Der Gläubige sehnt sich vielmehr danach, sie endlich zu überschreiten. Das ganze Bild einer endlichen Welt wird aus den Angeln gehoben: Zwar ist das irdische Reich der Sterblichen tatsächlich endlich. Es bleibt, wenn man so will, ein Kosmos des Todes. Dem Gläubigen eröffnet sich jedoch ein zweites Reich, das vollständig anderen Gesetzen gehorcht. Man stirbt – aber danach ist es mit der Endlichkeit vorbei. Der Tod selbst wird durch Gott zerstört, auch das spricht Paulus klar aus: Der Tod selbst sei der »letzte Feind«, der vernichtet oder entmachtet werde, wenn Christus am Weltende »jede Macht, Gewalt und Kraft« vernichtet habe und das Reich Gottes seinem Vater übergibt (vgl. 1. Kor 15, 24 ff.).

Glauben ans Heil ist Glauben an die Erlösung, aber auch Glauben ans Jüngste Gericht. Vor der Auferstehung werden die Seelen geprüft: Nach dem Tod winkt Hoffnung, aber eine Drohung steht vor ihr. Dieser Punkt tritt im Zuge der Verfestigung der kirchlichen Lehre immer stärker nach vorn. Das Jenseits entmächtigt den Tod, aber durch das, was nach dem Sterben kommt, verschärft sich der Todesernst. Man ist nicht nur gehalten, sich um die gute Gestaltung seines Lebens zu sorgen, sondern man muss seine Seele retten, weil sie ansonsten verloren ist. Der Tod besiegelt die Chance, im Leben alles richtig zu machen. Und im Tod wartet eine unentrinnbare Alternative: Entweder wir erlangen das Heil oder wir werden verdammt. Das Problem des mehr oder weniger gut gestalteten Lebens mit den vielen Graustufen mehr oder weniger gelungener individueller Lösungen wird durch die ultimative Struktur des Heilsversprechens quasi digitalisiert: Heil oder Verdammnis, Rettung oder nicht. Die dazugehörige Kirchenlehre ist keine bloße Ethik des Erstrebenswerten mehr, sondern eine Verbotsmoral, die für den Negativfall, dass man nicht nach dem Guten strebt, den Begriff des Bösen bereithält. Dies stellt einen klaren Unterschied zur antiken Ethik dar: Dem christlichen Gläubigen wird nicht länger nur empfohlen, etwas zu tun, sondern er darf Dinge nicht tun, sonst ist er böse. Sündigen ist Verstoß gegen das Gesetz.

Im 5. Jahrhundert n. Chr. malt der Kirchenvater Augustinus in seiner Schrift *De civitate dei*, *Vom Gottesstaat*, unter anderem das göttliche Gericht in allen Einzelheiten aus. Augustinus ist ein (noch) in der spätantiken Philosophie ausgebildeter Autor, der in seinen letzten Schriften dann aber die Lehre von der Erbsünde festschreibt sowie das Dogma, der Einzelne werde nicht aufgrund eigener Anstrengungen für ein aus christlicher Sicht makelloses Leben, sondern allein aufgrund göttlicher Vorbestimmung erlöst. *Vom Gottesstaat* gehört in diese späte, die Kirchenpolitik des Mittelalters prägende Phase. Im Text nutzt Augustinus biblische Vorlagen für ein drastisches Bild des Jenseits. Alle Schlechten werden mit dem Jüngsten Gericht von Gott verdammt – und zwar in eine qualvolle Verdammnis, nach welcher sie erneut gerichtet werden. Den Guten widerfährt das Gegenteil. Zunächst fährt ihre Seele in ein ewiges Leben hinein. Später irgendwann, am Ende aller Zeiten, wird es eine Auferstehung der Leiber geben. Für die verdammten Seelen ist dies Ereignis der Auferstehung auch der Zeitpunkt des »zweiten Todes«. Sie werden – nun als Seelen, hinter denen die Zeit der Verdammnis liegt – erneut sterben. Die Szene dieses zweiten Todes ist schauerlich: Der von Gott eigentlich schon besiegte Teufel wird extra zu diesem Zweck noch einmal losgelassen. Nachdem die Seelen der Sünder ja bereits fürchterliche Strafpein erlebt haben, vernichtet der Teufel sie endgültig in einem Feuerstrahl, mit dem zugleich auch er selbst verschwindet. Für diejenigen, die aufgefahren waren, folgt hingegen ein – nun mit einem neuen Körper angetanes – ewiges Leben. Dieses ist nun ein Leben ohne jeglichen Tod. Es gibt folglich, so Augustinus, zwei Auferstehungen:

> »Die eine und erste ist schon jetzt eine Auferstehung der Seelen, welche vor dem zweiten Tode bewahrt, die andere zweite ist jetzt noch nicht, sondern wird erst am Ende der Weltzeit sein, eine Auferstehung nicht der Seelen, sondern der Leiber, die durch das Letzte Gericht die einen in den zweiten Tod senden wird, die anderen in das Leben, das keinen Tod mehr kennt.« (Augustinus 426, XX, 6 [602 – modifizierte Übers. pgg])

Interessant ist die Frage, wie man sich dieses Geschehen in physischer Hinsicht vorzustellen hat. Augustinus betont, dass sehr wohl auch eine Seele auferstehen könne. In dieser Hinsicht ist die christliche Lehre anschlussfähig an die Diskussion in Platons *Phaidon*: Es gibt eine eigene Substanz der Seele, deren Schicksal unabhängig vom Körper betrachtet werden kann. Augustinus ist freilich weit davon entfernt, den Fall des Weiterlebens nur als hypothetische Möglichkeit zu behandeln. Für ihn ist es eine Gewissheit.

Geklärt wird nicht der Zeitpunkt, an dem die zweite Auferstehung erfolgen wird. In dieser heiklen Frage trifft Augustinus keine Festlegung, der Christ muss hier mit dem Nichtwissen leben. Sicher ist aber die Zeitstruktur, welche auf die reinen Seelen zukommt, nachdem sie dann auch körperlich auferstanden sind. Sie leben nämlich dann auf ewig in einem herrlichen Gottesstaat. Dieser hat nicht immer Bestand, sondern liegt in einer Ewigkeit außerhalb der Zeit. »Sein Reich wird kein Ende nehmen«, zitiert Augustin die Bibel und fährt erläuternd fort, diese Ewigkeit werde nicht darin bestehen

> »daß durch das Abtreten der einen, die sterben, und das Hinzutreten der anderen, die geboren werden, ein Anschein ewiger Dauer entsteht wie bei einem ständig belaubten Baume, der seinen Blätterschmuck immerfort zu behalten scheint, während doch nur der Wechsel von welkenden und abfallenden und von neu nachwachsenden Blättern eine stets gleichbleibende Laubhülle vortäuscht. Sondern dieses Reiches Bürger werden alle unsterblich sein, da nun auch die Menschen erlangen, was den heiligen Engeln nie verlorenging.« (Augustinus 426, XXII, 1 [750])

Auferstehung nicht nur der Seele, sondern in einem zweiten Schritt tatsächlich auch des Fleisches: Das ist eine sensationelle These, die der Begründung bedarf, denn die aristotelische Philosophie wie überhaupt die Naturphilosophie der Zeit stehen ihr ebenso entgegen wie die platonische Tradition. Augustinus argumentiert geschickt: Gerade in der Bereitschaft, dieses vollständig Unwahrscheinliche sicher anzunehmen als etwas, das Gott wunderbarerweise tun kann, zeige sich der wahre Glaube. Wer hingegen zweifle und mehr Schlüssigkeit verlange, sei kein guter Christ. Geradezu naturalistisch klärt er dann die Detailfragen der Auferstehung: Nicht nur Erwachsene, auch Kinder und sogar Fehlgeburten werden auferstehen; man kehrt in seiner alten Körpergröße wieder; alle körperlichen Entstellungen aber werden verschwinden, wir werden also (bei gleicher Verteilung der Körpersubstanz) schön sein, und alle Auferstandenen haben das gleiche Alter, nämlich dasjenige, in welchem Christus selbst auferstand: dreißig Jahre. Im Übrigen herrsche im ewigen – und »ewig« heißt nicht: unendlich fortdauernden, sondern gänzlich außerhalb der Zeit gelegenen – Reich Gottes, einer herrlichen Stadt, ewiger Sabbat, also eine arbeitsfreie, ganz dem geistigen Sein gewidmete Ruhe.

Neben der Erbsünde, die uns dazu zwingt, das Heil aktiv zu suchen – wir werden mit rettungsbedürftiger Seele geboren –, postuliert der späte Augustin die schon erwähnte Prädestination: Ein Teil der Menschen ist von Anfang an von Gott verworfen, hat keine Chance auf Gnade und wird sich nicht retten können. Mit diesem Wissen kehrt sich das Verhältnis von Subjekt und ethischer Anstrengung (auch todesbezogener Anstrengung) endgültig um. Nicht länger kann sich in der Herstellung eines guten Lebens die Idee eines subjektiv gelungenen Lebensweges erfüllen, an dessen Ende man gut und gern sterben kann. Vielmehr zielt die christliche Lehre auf eine Art Selbstverzicht. Man stirbt – vielleicht – dann gut, wenn ein Reinigungsprozess von allem Irdischen so weit gelungen ist, dass die Seele, ein bescheidenes Gefäß des Glaubens, bereit ist, jede Art von göttlichem Urteil in Demut entgegenzunehmen. War der Tod in der Antike ein Endpunkt, dazu Anlass für gelassene rückblickende Freude, so ist er im Christentum lediglich ein Übergang, dem Verdammnis oder Seligkeit (und also das eigentlich Wichtige) erst folgen. Auch das sagenhafte Heil, das der erretteten Seele widerfährt, gleicht der im antiken Sinne philosophischen Befriedigung im Leben und durch Leben nicht. Alles, was im heidnischen Rahmen gutes Leben hieß, beruhte auf eigener Anstrengung. Im christlichen Gnadenuniversum hingegen zählt die Macht des Herrn und damit der Empfang: Bewirken lässt sich das gute Leben mit dem späten Augustinus nicht mehr.

Soll sich der Einzelne dann überhaupt noch anstrengen, wenn Gott ihn unter Umständen sowieso verwirft? Ist sein Bemühen um ein gutes Leben vor dem Tod im Tod wirklich nicht mehr relevant? Die augustinische Prädestinationslehre und das Schreckensbild von der Alternative zwischen Heil und Höllenqualen, die durch das Szenario des zweiten Todes noch überboten werden, stellen zweifellos eine besonders aufwühlende Auskunft zur Sache dar. Ich soll etwas zur eigenen Seelenrettung tun, kann jedoch nichts tun – in dieser Paradoxie der Ohnmacht, einer Art Notwehrlage der Seele, verschwindet die Grundlage von Ethik überhaupt (vgl. Foucault 2001, 231). An ihre Stelle aber treten Angst und Zwang, dazu die Unterordnung unter von außen auferlegte Pflichten sowie eine Resignation am Leben. Vom Tod her gesehen und dem, was nach ihm kommt, stellt das Erdenleben eine düstere Bewährungsprobe dar.

2.3 Heil und Angst

Das Christentum, zunächst eine Sekte unter vielen, gewinnt im römischen Reich ab dem dritten Jahrhundert eine breite Anziehungskraft – vielleicht könnte man sagen: als Erfahrungsreligion der subjektiven Hoffnung. Kultiviert wird eine besonders hingebungsvolle, emotionalisierte Form des heilsorientierten Selbstseins. Dazu Liebe zu einem väterlichen Gott. Das Kollektiv der Gläubigen gleicht einer bedrohten Schar unter der Obhut eines guten Hirten. Wobei jeder Einzelne Gottvater als dem Schöpfer – auch physisch – gehört.

Bemerkenswert ist, wie unter diesem Vorzeichen Rang- oder Bildungsunterschiede für die Frage des Fortbestands der Seele wertlos werden. Mit der augustinischen Prädestinations- und Gnadenlehre ist zwar die Euphorie des Heils für Jahrhunderte einer »Logik des Schreckens« (Flasch 1990) gewichen. In diesem Schrecken aber – und vor dem Tod – sind alle gleich. Denn mit der Alternative von Verdammnis oder ewigem Leben nach dem

Sterben hat jeder zu rechnen: der Gläubige, der hoffen darf, wie auch der Heide, der in jedem Fall verloren ist. Gott sieht, anerkennt, er fordert aber auch jeden, den Privilegierten wie den Unscheinbaren: »Gott sieht auch ihn, verachtet ihn nicht und übergeht ihn nicht im Gericht.« (Augustinus 426, XX, 3 [593]) Als Allmächtiger ist dieser Gott auch alleiniger Herr über Leben und Tod derjenigen, die ihm gehören. Dass man nicht nur andere nicht tötet, sondern sich auch das eigene Lebens nicht nehmen darf – ein strenges Suizidverbot also –, versteht sich für Augustin von selbst.

Der Tod steht unmittelbar im Brennpunkt der offenen Frage nach dem Heil. Das Sterben ist zwar nicht der Ort, an dem sich die Heilsfrage entscheidet. Die christliche Botschaft postuliert ja sogar den Sieg über den Tod: das, worum es eigentlich geht, geschieht erst danach. Dennoch macht dies den Tod nicht bedeutungslos. Es wertet ihn vielmehr auf, und zwar im Zeichen von Unsicherheit und Angst: Der Tod ist die eigentümliche Schwelle, jenseits deren Zeitlichkeit und Ewigkeit, Böse und Gut, die finsteren Kavernen der Hölle und das helle Reich Gottes auseinandertreten. Er ist groß, dunkel wie hell zugleich und in jeder Hinsicht dramatisch, sofern nach ihm das finale Urteil wartet: etwas schlechterdings Unvorstellbares.

Der Heilsgedanke enthält die Forderung unbedingten Vertrauens. Der Christ soll leicht in den Tod gehen und dem, was danach kommt, zuversichtlich entgegenblicken. Entsprechend gibt die Medizin ihre Aufgabe ab, wenn es ans Sterben geht: Der mittelalterliche Arzt behandelt das Sterben nicht als Krankheit, sondern er prognostiziert den Tod, um sich dann zurückzuziehen. Die Betreuung des Sterbevorgangs ist Sache des Priesters, der die Rolle eines Arztes der Seele übernimmt (vgl. Schäfer 2001, 108 f.). Hoffnung und Furcht liegen dabei eng beieinander. Das christliche Sterben ist von Ritualen begleitet, die weniger

Erlösung feiern, als auf Erlösung zielen – etwa das Sakrament der letzten Ölung: Ähnlich einer heilenden Arznei soll es die durch kleine Sünden bewirkten Krankheiten vom Körper nehmen, die der Mensch aus Nachlässigkeit nicht vollständig in sich abgeheilt hat:

> »[S]o ist dadurch mit Nutzen für ihn gesorgt, daß durch dieses Sakrament die besagte Heilung zu ihrem Abschluß gelangt und er von der zeitlichen Strafschuld befreit wird. So bleibt nichts mehr in ihm zurück, was ihn beim Austritt der Seele aus dem Leib daran hindert, die Herrlichkeit zu schauen.« (Thomas von Aquin ca. 1258-1264, IV, 73 [447])

Sorgen um das Heil der Seele wie auch die Anstrengung, den Weg ins Heil irgendwie aktiv zu bahnen, mischen sich also durchaus in den seelsorgerisch begleiteten Sterbeprozess hinein.

In der Frage des Verbleibsortes der Toten regieren ebenfalls Hoffnung und Angst, das hat Philippe Ariès an den mittelalterlichen Formen der Bestattung gezeigt: Da den Märtyrern der direkte Weg zu Gott sicher ist, setzen die Gläubigen alles daran, sich möglichst nah an den Gräbern von Märtyrern bestatten zu lassen. Schon der Apostel Paulus soll seinen Sohn zur Bestattung in ein Märtyrergrab nach Spanien überführt haben: »um ihn den Märtyrern durch das Bündnis des Grabes zuzugesellen, damit er in der Nachbarschaft des Blutes der Heiligen von ihnen jene Tugend entlehne, die unsere Seelen reinigt wie das Feuer« (Ariès 1978, 48). Die uralte Praxis, Tote außerhalb von Dörfern und Städten zu beerdigen, ist mit den christlichen Jahrhunderten verschwunden. Unter dem Druck der Erlösungshoffung durch Bestattung *ad sanctos* will man seine Toten unbedingt bei, besser noch: in den Kirchen begraben, wo Sarkophage von Heiligen Reliquien sind. Geistliche Verbote, welche die Flut der innerkirchlichen

Bestattungen eindämmen sollen, gehen ins Leere. Auch das Heer der auf die Auferstehung wartenden Seelen ähnelt einer Herde, die sich um einen Hirten schart. Dabei wird scharf unterschieden, wer dazugehört und wer nicht: Todsünder, Selbstmörder, Kriminelle dürfen nicht auf Friedhöfen liegen, sondern bleiben unbestattet oder werden an gesonderter Stelle elend verscharrt. Wie alle Heilsbemühungen so zielen auch alle Strafen auf die Seele. Sie reichen über den physischen Tod hinaus.

Von einem nicht einfachen, aber doch im Wesentlichen körperlichen und keineswegs auf ein gesichertes Weiterleben der Seele angelegten Sachverhalt – Aristoteles bezeichnet in der *Nikomachischen Ethik* den Tod schlicht als das Schwerste, das »Ende«, wonach einem nichts mehr widerfahren kann (vgl. Aristoteles ca. 330 v. Chr, III, 9 [58]) – ist der Tod im christlichen Universum zu einer Durchgangsstation geworden: Hinter ihm beginnt ein übermächtiges, auf die individuelle Lebensführung zugeschnittenes, vielleicht qualvolles, vielleicht seligmachendes, jedenfalls aber existenzielles Geschehen.

Von Fragen der körperlichen Natur des Sterbens ist in der christlichen Todestheorie über lange Zeit wenig die Rede. Die antike, hippokratische und galenische, Medizin wird im Mittelalter mehr oder weniger weiter praktiziert. Das theoretische Problem, ob die Seele wirklich vollständig immateriell ist und wie sich die Immaterialität der Seele zur sterblichen Materie des Körpers verhält, tritt mit den augustinischen Dogmen zurück. Erst allmählich wird es unter der Decke der kirchlichen Vorgaben als sogenanntes Leib-Seele-Problem im Laufe des Mittelalters wieder virulent – mit Fragen wie: Von welcher Art ist das Verhältnis der Seele zum Körper? Hat sie im Körper einen Ort? Wie kann sie sich durch Sinnlichkeit eintrüben, also durch körperliche Sünden, wenn sie doch ganz und gar unkörperlich ist? Von welcher Art ist der Einfluss der Seele auf den Körper? Und schließlich:

Verhalten sich Körper und Seele zueinander wie Schiff und Steuermann, wie Ding und Besitzer, wie ineinander vermischte Stoffe? Oder wie Inhalt und Form?

Der im 13. Jahrhundert einflussreich wirkende Kirchenlehrer Thomas von Aquin greift solche naturphilosophischen Probleme auf. Er wählt den zuletzt genannten Weg zur Neubegründung der kirchlichen Lehre. Thomas zufolge ist die Seele eine »substanzielle Form« (*forma substantialis*), ein eingelassenes Prinzip (*actus*), das mit dem Körperstoff untrennbar verbunden ist, solange wir leben. Einen lokalisierten Sitz im Körper hat die Seele nicht, sondern sie ist überall und bildet mit dem Leib gemeinsam, solange der Mensch lebt, die Person. Die Person wiederum ist weder Leib ohne Seele noch Seele ohne Leib. Im Körper sind Leib und Seele also durchaus weitgehend eines. Im Tod aber werde die Seele im Unterschied zum Körper nicht zerstört, sondern löse sich – wie es Augustin beschrieben hat – vom Leib ab und habe dann ein eigenes Sein. »Keines der wesenhaften Prinzipen des Menschen nämlich wird durch den Tod vernichtet.« (Vgl. Thomas von Aquin ca. 1258-1264, IV, 81 [483])

Thomas reagiert ausdrücklich auch auf naturwissenschaftliche (neo-aristotelische) Zweifel an der Lehre von einer Wiederauferstehung, die auch den Körper umfassen soll. Mit ausgetüftelten Argumenten stellt er sich solchen Einwänden entgegen. Weil die Verbindung von Leib und Seele etwas Naturhaftes sei, werde sie am Ende wieder ganz. Und: Weil die Seele ohne den Leib nicht vollkommen sei, könne der Mensch nur als Einheit von Leib und Seele wiederauferstehen. Und schließlich: Da Belohnung und Strafe stets Leib und Seele treffen müssen, ist das letzte Gericht nur nach einer erneuten Vereinigung beider möglich (vgl. Thomas von Aquin ca. 1258-1264, IV, 80 [475]). Die Menschen werden als Unsterbliche auferstehen, mit intaktem Körper, aber ohne fleischliche Gelüste – mit dieser These erneuert Thomas schließlich auch das biblische Postulat von der finalen Zerstörung des Todes: »Daher heißt es Jes 25, 8: ›Er vernichtet den Tod auf immer‹ und Apok 21,4: ›Es wird keinen Tod mehr geben‹.« (Thomas von Aquin ca. 1258-1264, IV, 82 [495])

Auch bei Thomas verbindet sich die Heilsbotschaft freilich mit dem großen Szenario vom letzten Gericht. Mit dem physischen Tod ist das persönliche Ringen der Sterblichen um ihr Seelenheil beendet und gleichsam vorentschieden: Die bösen Seelen besitzen nach der Trennung vom sterblichen Körper einen unwandelbaren Willen zum Bösen, die guten einen ebenso unwandelbaren zum Guten – weswegen Letztere ihren Lohn in der Beseligung erfahren. Erstere aber werden auf ewig verdammt.

2. Körper – Seele – Ende: Tod und Vernunft

»Ist es denn vernünftig, sich vor einer so kurzen Sache so lange zu fürchten? Langes Leben, kurzes Leben – der Tod macht beide völlig gleich; denn Dinge, die nicht mehr sind, haben weder Länge noch Kürze.«[5]

Erstaunlich zögernd gerät der Tod auf den Seziertisch der neuzeitlichen Vernunft. Zwar werden tote Körper untersucht: Gelehrte führen medizinische Sektionen an Leichen schon in der Renaissance durch. Die Vernunftphilosophien der Neuzeit problematisieren jedoch nicht eigentlich den Tod, sondern die zentralen Fragen richten sich auf das Problem der Unsterblichkeit der Seele: Lässt sich diese rational fassen und wie verhält sich die Seele, wie verhält sich der Sitz des Vernünftigen überhaupt zum sterblichen Leib? Ein Dualismus von Körper und Unkörperlichem kennzeichnet das Nachdenken über den Tod auch dort, wo es gar nicht mehr um theologische Erwägungen geht. Nur wenige Metaphysiker suchen nach einer ganzheitlichen Kosmologie. Im langen Schatten des Christentums, so scheint es ansonsten, hat sich ›der‹ Tod zerteilt: Die neuzeitlichen Theorien verschärfen eher die Zweiheit von Körper und Seele – oder dann (mehr von der Wahrnehmung her gedacht) Körper und Bewusstsein oder Körper und Geist. Der körperliche Tod gewinnt die Bedeutung eines wissenschaftlich explorierbaren Gegenstands. Er ist nichts anderes als ein konsequentes Stück Natur. Umso pointierter wird nun die Frage nach dem Schicksal der Seele abgetrennt und gesondert behandelt. Und hier weiß die Theorie sich nicht ohne Weiteres Rat.

3.1 Die Körpernatur und das Seelenproblem

Verlor man in der Renaissance unter dem Eindruck des »schwarzen Todes« – dem massenhaften Sterben an der Pest – den Kirchenglauben? Jedenfalls werden theologisches wie auch medizinisches Wissen zweifelhaft. Besser noch als in gelehrten Abhandlungen zeigt sich dies in der schönen Literatur, etwa an dem um 1350 geschriebenen *Decamerone* des Giovanni Boccaccio (vgl. Flasch 1992). Boccaccios Buch beginnt mit einer eindrucksvollen, in ihrer Distanz unerbittlichen Schilderung der Pest, die Florenz 1348 heimsucht: Während die Menschen in unfassbarer Menge und Geschwindigkeit sterben, brechen alle guten Sitten, Erbarmen und Hilfsbereitschaft zusammen. Tote werden auf Brettern vor die Haustüren gelegt, man legt die Leichen in Massengräber, »schichtweise, wie man Handelsware in den Schiffen stapelt«, »ja, man kümmerte sich um die Sterbenden so wenig, wie man sich heute um tote Ziegen kümmert« (Boccaccio ca. 1350, 231 f.).

Es sorgt für eine große Vielfalt der Ansätze in Sachen Tod, dass die Renaissancephilosophie nicht nur einen solchen Realismus kannte, sondern auch mystische Erfahrungen der Körpernatur beschwor – teils in theologischem Zusammenhang, teils im Rahmen von durch die Kirche als Häresie verfolgten Lehren – und auf neue Weise antike Texte als Quellen nutzte. So finden sich neben der mystischen Medizin des Alchemisten Theophrastus Paracelsus oder der radikalen Todesleugnung des Giordano Bruno, der einen Weltenzusammenhang entwirft, in dem nichts vergeht (vgl. Bruno 1584, 21), auch klassisch belesene, abgeklärte Theorien – etwa die von feiner Ironie geprägte Wiederaufnahme der antiken *meditatio mortis* in den *Essais* des Michel de Montaigne. »Berauben wir den Tod zunächst seiner stärksten Trumpfkarte, die er gegen uns in der Hand hält«, schreibt Montaigne.

> »Berauben wird ihn seiner Unheimlichkeit, pflegen wir Umgang mit ihm, gewöhnen wir uns an ihn, bedenken wir nichts so oft wie ihn! Stellen wir ihn jeden Augenblick und in jeder Gestalt vor unser inneres Auge. Fragen wir uns beim Stolpern eines Pferdes, bei einem herabstürzenden Ziegel, beim geringsten Nadelstich immer wieder sogleich: ›Wie, könnte das nicht der Tod persönlich sein?‹ Reißen wir uns dann zusammen, spannen wir die Muskeln.« (Montaigne 1580/^{2}1588, I, 20 [48])

Die neuzeitlichen Vernunftphilosophien entwickeln ihre Konzeptionen des Todes vor dem Hintergrund sich ausdifferenzierender medizinischer Modelle der Mechanik des Körpers, behalten jedoch die Frage der Sterblichkeit oder aber Unsterblichkeit der Seele bei. Als schlagender Unterschied zum Todesdenken der christlichen Jahrhunderte fällt auf: Die Sündenfrage verblasst, und die zuvor alles überstrahlende Alternative von Strafe und Erlösung schwindet. Die Frage nach dem Sosein des Todes wie auch das Seelenproblem rücken bei den philosophischen Autoren des ausgehenden 16. bis 18. Jahrhunderts in ein verbotsmoralisch nicht neutralisiertes, aber entspanntes Universum ein. »It is as natural to die, as to be born; and to a little infant, perhaps, the one is as painful, as the other«, schreibt der englische Wissenschaftsphilosoph Francis Bacon in einem seiner 1591 publizierten *Essays*. Sterben sei also »ebenso natürlich wie Geborenwerden«, und für das kleine Kind seien die Schmerzen der Geburt womöglich auch nicht schlimmer als die des Todes (vgl. Bacon 1591, 7).

Eine in ihrer Klarheit machtvolle philosophische Todestheorie ist diejenige von René Descartes, der von 1596 bis 1650 lebte und sich auch mit medizinischen Studien zu den inneren Organen des Menschen beschäftigt hat. Descartes postuliert eine scharfe Trennung der Stofflichkeit der Körperwelt (*res extensa*) von der immateriellen Stofflichkeit des Denkens (*res cogitans*). Auf dieser Basis bestimmt Descartes den Tod klassisch als Trennung der Seele vom Körper. Er führt aber ein auf neue Weise eindeutiges, und zwar letztlich mechanisches Kausalverhältnis in diesen Ablösungsvorgang ein: Der Tod tritt nicht ein, weil Gott die Seele zu sich ruft, sondern die Seele trennt sich vom Körper, weil der Körper nicht mehr funktioniert. Überhaupt, schreibt Descartes, habe man irrtümlich geglaubt,

»daß die natürliche Wärme und alle Bewegungen unserer Körper von der Seele abhingen, anstatt daß man im Gegenteil denken sollte, daß die Seele nur entflieht, wenn man stirbt, weil diese Wärme entschwindet und die Organe, die dem Körper zur Bewegung dienen, zugrunde gehen. Damit wir also diesen Irrtum vermeiden, ziehen wir in Betracht, daß der Tod niemals durch das Fehlen der Seele eintritt, sondern allein, weil einige der wichtigsten Teile des Körpers zugrunde gehen, und urteilen dann, daß der Körper eines lebenden Menschen sich derart von dem eines toten Menschen unterscheidet, als es eine Uhr oder ein anderer Automat tut (das heißt, eine andere Maschine, die sich aus sich selbst bewegt), die, wenn sie aufgezogen ist, in sich das körperliche Prinzip der Bewegung hat, für die sie eingerichtet ist, mit allem dem, was für ihre Tätigkeit erforderlich ist, und die gleiche Uhr oder eine andere Maschine, wenn sie zerbrochen ist, oder das Prinzip ihrer Bewegung zu wirken aufhört.« (Descartes 1649, I, § 5 f. [10 ff.])

Der Körper ist also kausal, und die Seele – ein Stück geistige Substanz – ist an ihn gebunden. Allerdings kann der Körper sich in Gestalt gewisser Reflexe unter Umständen auch ohne Seele noch selbst bewegen, es ist also möglich, dass die Seele schon vor dem endgültigen Eintritt des physiologischen Todes aus dem

Körper entflieht. Damit wird die christliche Lehre von der »Person«, die erst mit der am Leichnam erwiesenen vollständigen Trennung von Leib und Seele endet, durchbrochen – zugunsten einer rein physiologischen Vorstellung vom Organismus.

Nach Descartes hat die Seele im Körper auch einen klar lokalisierbaren Ort. Nicht als sie selbst, aber mit allen ihren Wirkungen sitzt die Seele im Hirn – genauer: in der Zirbeldrüse. Von hier aus steuert sie den Körperautomaten und empfängt umgekehrt von diesem her Eindrücke, welche wiederum Gedanken, *cogitationes*, auslösen. Mechanistische Körpertheorien gibt es zwar schon vor Descartes, gleichwohl bleibt er vorsichtig und begrenzt die theologische Sprengkraft seines Weltmodells: Er bezeichnet das Gefüge aus körperlicher und geistiger Substanz als gottgewollt und von Gott auf diese Weise zusammengestellt. Auch die Unsterblichkeit nicht der Seele, aber des denkenden Geistes stellt er ausdrücklich nicht infrage. Gleichwohl ist die Umakzentuierung, die hier gegenüber der christlichen Überlieferung vorgenommen wird, deutlich: Es ist kein Zusammenhang von Tod und Sünde mehr denkbar. Descartes fragt vielmehr gar nicht erst nach dem Sinn des Todes. Er beschränkt sich allein auf dessen Erklärung. Es handelt sich um ein mechanisches Versagen, an dem der menschliche Körper zugrunde geht. Überhaupt steht bei Descartes die Frage nach Realität und Funktionieren des körperlichen Gefüges durchaus gleichrangig neben der Frage nach der Seelensubstanz. Der »geistige Stoff«, aus dem Gedanken und Seele bestehen, ist eine von zwei Komponenten einer dualistischen Welt. Den Philosophen interessiert beides. Eine Ethik wiederum hat Descartes nie geschrieben.

Der Empirismus John Lockes entwirft insofern einen radikalen Ansatz, als in seiner Perspektive weder Auferstehung noch Unsterblichkeit vorkommen. Ausdrücklich verneint wird die Unsterblichkeit der Seele bei Locke zwar nicht. Aber er entwirft eine

Bewusstseinstheorie, die über Zustände, in denen wir das Bewusstsein verloren haben, schlichtweg keine Aussagen trifft. Mit dem Tod des Körpers ist – nicht nur subjektiv, sondern überhaupt rational betrachtet – alles zu Ende. Denn überhaupt nur durch körperliche Sinneswahrnehmungen gibt es ein sich herausbildendes Bewusstsein. Angeborene Ideen oder auch eine Seele, die gesondert fortbestehen würde, existieren schlicht nicht. Und es ist offen, wie es bei den Mensch tatsächlich um den »prospect beyond the grave«, die »Aussicht über das Grab hinaus«, bestellt ist (Locke 1690, II, 21, § 55 [323]).

Gottfried Wilhelm Leibniz wiederum, ein dritter großer Vernunftphilosoph des 17. und beginnenden 18. Jahrhunderts, hält sich in der Seelen- bzw. Geistesfrage und auch was die Unsterblichkeit angeht, näher bei Descartes als bei Locke, bettet vor allem aber das Todesthema in eine ganzheitliche Konzeption des Werdens und Vergehens ein. In Leibniz' geschlossener Kosmologie der verschiedengestaltigen und in permanentem Wandel befindlichen Einheiten, aus denen die Welt besteht, der sogenannten »Monaden«, gibt es keinen restlosen Tod, sondern nur Prozesse des Wandels. Was wir Tod nennen, ist lediglich ein Wechsel der Form. Allerdings: Wir haben im Tod keine Auffassungen, keine »Perzeptionen« mehr. Das Differenzierungsvermögen, das uns ausmacht, kann also verschwinden. Wenn es »eine große Vielzahl kleiner Perzeptionen gibt, bei denen man nichts unterscheidet«, schreibt Leibniz in seiner Schrift *Monadologie*,

> »so ist man betäubt, wie wenn man sich mehrmals nacheinander ohne Unterbrechung in einer und derselben Richtung dreht, wobei ein Schwindel auftritt, der uns ohnmächtig werden lassen kann und uns nichts mehr unterscheiden läßt. Und der Tod kann die Lebewesen eine Zeitlang in diesen Zustand versetzen.« (Leibniz 1720, § 21 [449])

Wie die Geburt ein Geschehen ist, in dem Leib und Seele sich zu wahrnehmbarem Umfang entfalten und vermehren, so ist der Tod eine »Involution«, eine Art Einrollung, und eine Verminderung (*diminutio*): Der bewusste Teil unserer selbst vergeht, aber die Substanz eines Wesens ist auch im Tod nicht verschwunden, sondern besteht fort und wird in weitere Prozesse des Formwandels, also in eine Wiedergeburt, übergehen.

> »So gibt es im Universum nichts Unbebautes, nichts Unfruchtbares, nichts Totes, kein Chaos, keine Verworrenheit als nur dem Scheine nach; fast so wie es von einiger Entfernung in einem Teiche den Anschein hat, in dem man eine verworrene Bewegung und sozusagen ein Gewimmel der Fische des Teiches sieht, ohne die Fische selbst zu unterscheiden.« (Leibniz 1720, § 69 [471])

Bei alldem bleibt Leibniz – so ätherisch diese Kosmologie der Umwandlung klingen mag – ein strenger Materialist. Er verneint jegliche von der Materie abgelöste Existenz der Seele.

»So wechselt die Seele den Körper nur nach und nach gradweise, derart, daß sie niemals auf einen Schlag aller ihrer Organe entblößt würde; und es gibt oft bei den Tieren eine Umwandlung (Metamorphose), aber niemals eine Metempsychose oder Seelenwanderung; und ebensowenig gibt es vollkommen vom Körper getrennte Seelen noch Genien ohne Körper. Allein Gott ist vom Körper gänzlich befreit.

Dies bewirkt auch, daß es weder jemals gänzliche Neuschöpfung gibt, noch im strengen Sinne des Wortes genommen vollkommenen Tod, der in der Abtrennung der Seele besteht. Was wir Neuschöpfung nennen, sind Entwicklungen und Wachstum, wie das, was wir Tod nennen, nur Einhüllung und Verminderung sind.« (Leibniz 1720, §§ 72 f. [473])

Insgesamt wird in der Vielfalt der Systeme deutlich: Die neuzeitliche Theoriebildung streift den existenziellen Zusammenhang von Sünde, Gericht und Strafe von der Todesfrage ab. In den Vordergrund treten nüchterne, mehr oder weniger materialistische oder jedenfalls mit der Naturwissenschaft der Zeit kompatible Erklärungen des Todes und des besonderen Status der Seele – wobei die Seelenproblematik sich zunehmend mit der Frage des (denkenden) Geistes und folglich des Bewusstseins mischt.

Es ist erklärtermaßen der körperliche Tod, für den sich das aufklärerische Denken der Neuzeit interessiert. Die Frage nach dem Verbleib der Seele bleibt dabei ungeklärt, ihre Materialität ist zunehmend schwerer vorstellbar. Der Tod erscheint so einerseits reduziert auf das Faktum einer unvermeidlichen Naturtatsache. Er verliert seine bilderreiche, bedrohliche Wucht. Andererseits wird er eben dadurch zum abstrakten wissenschaftlichen Rätsel. Das taucht ihn in eine neue, eine farblose Unbehaglichkeit.

3.2 Ärztewissen, klinischer Blick

Reflektiert man den vom christlichen Schrecken befreiten Tod damit weniger – oder nur anders? Formen der Bestattung wie auch der Trauer werden einfacher. Nicht nur in bürgerlichen Kreisen ist für das 17. und 18. Jahrhundert ein neues »Bedürfnis nach Schlichtheit« zu beobachten (Ariès 1978, 412 ff.). Man treibt weniger zeremoniellen Umgang mit dem Tod, Testamente verlangen vermehrt die einfache, stille Aufbahrung ohne Schmerzensrufe und Klageweiber. Auch die Todesdarstellungen – auf Sarkophagen, Gemälden, Schmuckstücken – sind nicht mehr so drastisch wie früher. Wo im Mittelalter und bis in die Barockzeit hinein verwesende, von Würmern zerfressene Kadaver und Totenschädel das *memento mori* verkörpern, die Forderung also, sich der eigenen Sterblichkeit zu erinnern, da werden mit der Aufklärung subtilere, indirekte Vanitasmotive üblich: welkende Blüten, überreifes Obst, Reste von Speisen. Das Tote als Vergehendes fügt sich überdies auf neue Weise harmonisch in die Natur. Dies gilt in ästhetischer Hinsicht, aber auch bestattungspraktisch: Friedhöfe unter freiem Himmel werden üblich. Es ist für ein etwaiges jenseitiges Schicksal der Seele des Verstorbenen im Jenseits von schwindender Bedeutung, ob der Leichnam möglichst nah bei demjenigen eines Märtyrers oder Heiligen liegt. Der Druck der Heilsfrage lässt nach. Dafür taucht ein neues, in mehrfacher Hinsicht modernes Thema auf: dasjenige der Verwahrlosung der Friedhöfe und ihres hygienisch möglicherweise bedenklichen Zustands (vgl. Ariés 1978, 445 ff.). Die Leichen werden – wie Fäkalien, Ausdünstungen und andere Vehikel der Verwesung – zu einem öffentlichen Hygieneproblem. Wo die alte Furcht vor dem Tor zum Jenseits erlischt, erscheint nun eine vorbeugende medizinische Angst, welche im Namen des Gemeinwohls den Blick auf Krankheiten sowie mögliche Krankheitsursachen zu lenken beginnt.

Tatsächlich fällt in die Epoche des Vernunftdenkens auch eine von der Heilkunst des christlichen Mittelalters unterschiedene neue Wissenschaftlichkeit der Medizin. Auftretende Krankheiten wurden gemäß rational geordneter Merkmalskonfigurationen präzise eingekreist, benannt und in Klassifikationssystemen erfasst. Die Krankheit ist dabei etwas, das den Körper besetzt – allerdings ohne vorrangig an einer bestimmten Stelle im Inneren des Organismus lokalisierbar zu sein. Für das ärztliche Wissen des 18. Jahrhunderts spielte das Körperinnere überhaupt eine bemerkenswert geringe Rolle. Der Arzt hatte zum Zweck der Diagnose wie der Behandlung »ein fundamentales System von Beziehungen« zu verstehen, weswegen rund um das Krankheitsgeschehen »Entwicklungen, Unterordnungen, Teilungen und Ähnlichkeiten« (Foucault 1963, 20) zur Untersuchung anstanden. Es galt, die Krankheit als ein Phänomen für sich zu bestimmen, als eine Sache, die sich des Körpers bemächtigt hat. Ordnet der Arzt eine Erkrankung auf dem Tableau aller bekannten Merkmale und Bezüge richtig zu, kann er gemäß demselben System auch ableiten, wie sie zu behandeln ist. Der geordnete Raum des Arztwissens des 18. Jahrhunderts kennt auf diese Weise, so hat es der Historiker Michel Foucault umschrieben,

> »eine ›Vertikale‹, auf der sich die Implikationen häufen: – z.B. kann das Fieber als ›sukzessives Zusammentreffen von Kälte und Wärme‹ in einer oder in mehreren Episoden ablaufen; diese Episoden können einander ohne Unterbrechung oder in Intervallen folgen; diese Frist kann unter zwölf Stunden bleiben, sie kann die Dauer eines Tages erreichen, sie kann zwei ganze Tage dauern, sie kann aber auch einen schwer definierbaren Rhythmus haben.« (Foucault 1963, 20f.)

Alle diese Einzelheiten jener hier als »Vertikale« bezeichneten Fülle von zusammentreffenden Merkmalen eines Krankheitsbildes gilt es, zu einem ebenso reichhaltigen »horizontalen« Netz von Ähnlichkeiten bzw. Entsprechungen ins Verhältnis zu setzen. Denn neben den zusammenkommenden Elementen gibt es auch systematische Parallelen, die das Reich der Krankheiten ordnen:

> »[S]o entsprechen in den zwei großen Zweigen der Krämpfe gemäß einer vollkommenen Symmetrie die ›partiellen‹ und die ›allgemeinen tonischen Krämpfe‹ den ›partiellen‹ oder ›allgemeinen klonischen Krämpfen‹, oder bei den Ergüssen ist das, was der Katarrh für die Kehle ist, die Ruhr für den Darm.« (Foucault 1963, 21)

Wichtig ist, dass die mittels solcher Systematiken arbeitende medizinische Vernunft – heute finden wir Spuren der Klassifikationssysteme des 18. Jahrhunderts noch in der Homöopathie – sich so gut wie gar nicht für den lebendigen Körperinnenraum interessiert. Überhaupt spielt die forschende Anatomie nur eine geringe Rolle. Jener fragende Blick, der in die Tiefe des lebendigen Körpers eindringen wird, um diese Tiefe für die Behandlungsformen des 19. und 20. Jahrhunderts zu öffnen, entsteht erst um 1800 mit einer neuen Form der Betrachtung des Körpers – etwa mit der Gewebelehre des Klinikers Xavier Bichat, für den der Körper nicht länger primär ein Gefüge von Organen darstellt, sondern stattdessen ein aus zahllosen feinen Schichten bestehendes Volumen von Gewebesorten und von lebendigen Gewebeprozessen im Inneren der Organe ist.

Für die Medizin der Aufklärungszeit hingegen erfasst und umgibt das offenkundige Sosein der Krankheit den Kranken, ohne dass nach einer verborgenen Ursache der Krankheit im Dunkel eines Körperinneren zu suchen wäre. Daher bekämpft der Arzt des 18. Jahrhunderts die Krankheit auch vor allem *am* Körper. Die Therapie gilt dem Wesen und der Natur einer Krankheit, von welcher es den Körper zu lösen gilt. Das Selbstverständnis dieser – wenn man so will: vormodernen – Medizin ist es nicht, in die instabilen Funktionszusammenhänge eines im Körper verborgenen »Lebens« einzugreifen. Ihre Anstrengungen richten sich vielmehr darauf, ohne eine allgemeine Theorie dessen, was den gesunden Körper zu dem macht, was er ist, eine jeweils vorliegende Krankheit zu identifizieren und dann durch die richtige Arznei oder Kur zu vertreiben.

Auf einen im Namen des »Lebens« erfolgenden Bruch des Krankheitsverständnisses nach 1800 wird noch einzugehen sein. Zunächst aber fragt sich: Wie sieht das Arztwissen des Vernunftzeitalters den Tod? Die Antwort gleicht den klassischen

Auskünften der antiken Medizin: Der Tod ist der (mögliche) Ausgang einer Krankheit, aber gehört nicht zur Krankheit im engeren Sinne hinzu. Die Art und Weise, wie der Tod den Körper zerstört, gleicht zwar dem, was dem Körper in der Krankheit widerfährt. Gleichwohl ist er – gestaltlos, aber sachlich – ein Ereignis für sich. Das Wesen des Todes liegt außerhalb des medizinischen Bereichs:

> »Im medizinischen Denken des 18. Jahrhunderts war der Tod sowohl das absoluteste wie auch das relativste aller Phänomene. Er war das Ende des Lebens, er war auch das Ende der ungünstig verlaufenden Krankheit. Mit ihm war die Grenze erreicht, war die Wahrheit vollendet und befreit: im Tod verstummte die an das Ende ihres Ablaufs gelangte Krankheit und wurde dem Gedächtnis anheimgegeben.« (Foucault 1963, 154)

Bis ins 18. Jahrhundert ist die Frage der Todesursachen kein etablierter Gegenstand der Medizin, auch wenn Diskussionen über die Unsicherheit von Todeszeichen, Scheintod und Wiederbelebung die Epoche der Aufklärung prägen. Als einzig sicherer Weg, den Tod festzustellen, gilt der Beginn der Verwesung, weswegen aufgeklärte Ärzte und Juristen gleichermaßen für hinreichend lange Aufbahrungszeiten und diesbezügliche rechtliche Regelungen optierten (vgl. Kessel 2001).

Erst mit der modernen Klinik wird der Tod zur Sache der Ärzte, das zeichnet sich Ende des 18. Jahrhunderts ab. Das Ratgeberbuch des Mediziners Christoph Wilhelm Hufeland *Makrobiotik, oder Kunst das menschliche Leben zu verlängern* erscheint im Jahr 1796. Es empfiehlt Maßnahmen der gesunden Lebensführung ausdrücklich im Blick auf den als »gänzlicher Verlust der Lebenskraft« und »Trennung der organischen Verbindungen des Körpers« und damit »Fäulniß« (Hufeland 1796, 40 f.) bestimmten Tod.

Vor allem aber begibt sich eine neu entstehende Medizin des Lebens auf die Spuren der organischen Details des Sterbens: Mit der physiologischen Gewebetheorie Bichats rückt die Einsicht, dass Gewebe *allmählich* abstirbt, ins Zentrum der medizinischen Theorie. Der Tod erscheint als übergängiges, vielleicht sogar reversibles Phänomen. Bichat definiert den Tod denn auch erstmals nur noch vom Leben her. Leben nämlich sei medizinisch gesehen bestimmbar als »l'ensemble des fonctions qui résistent à la mort«, als die Gesamtheit also aller Funktionen, die dem Tod widerstehen (vgl. Bichat 1800, 2).

Im Blick auf die rationale Medizin des 18. Jahrhunderts lässt sich hingegen festhalten, dass das Sterben als eine Sache *des Todes* betrachtet wurde. Und nicht als eine Frage von schwindendem *Leben.*

3.3 Selbstmord oder Freitod?

Vernunftphilosophen sprechen nicht gern oder jedenfalls nicht ausführlich vom Tod. Auch Immanuel Kant als Autor des ausgehenden 18. Jahrhunderts kommt nur an wenigen, verstreuten Stellen auf den Tod zu sprechen. Mit knappen Bemerkungen weist er die Tatsache, dass wir sterben müssen, der (nun einmal) endlichen Natur des Menschen zu. Der Tod ist für Kant ein rein körperliches Faktum. Es liegt kein tieferer Sinn in ihm, und er lehrt auch nichts. Die Sterblichkeit sei der »demütigendste Ausspruch, der über ein vernünftiges Wesen nur gefällt werden kann (›du bist Erde und sollst zur Erde werden‹)« (Kant 1798, A 171 [374]), merkt Kant einmal an. Darüber hinaus betont er den stets medizinischen Charakter des natürlichen Todes: »Jede Ursache des natürlichen Todes ist Krankheit: man mag sie fühlen oder nicht.« (Kant 1798, A 172 [ebd.])

Die Ursache jedes natürlich genannten Todes ist demzufolge weder »der Tod« als ein irgendwie selbständiges Faktum, das in der Welt vorgesehen ist, noch ein natürlicher Mechanismus, sagen wir: die Endlichkeit des Lebens. Sondern die Ursache eines jeden Todes ist im Grunde eine Krankheit: ein Mangel, ein Defizit, ein körperlicher Defekt. Die Bemerkung Kants ist vielsagend. Zu ahnen ist hier eine stillschweigende, rein negative Todestheorie – und zwar negativ im doppelten Sinne des Wortes: Kant misst erstens dem Tod oder auch dem Faktum der Endlichkeit keinerlei positiven, beispielsweise ethischen Wert bei: Er nützt weder der individuellen Lebensführung noch einer gottgewollten Ordnung. Zweitens denkt Kant den Tod auch nicht als einen sonst irgendwie positiv erfahrbaren Zustand. Er ist gar keine *Gegebenheit*, sondern lediglich ein Mangel, eine Form der Negation: das Ende (und zwar das defektförmige Ende) des gesunden Körperzustands. Der Tod ist damit eine – allerdings unumgängliche – Pathologie.

In einer frühen Schrift unter dem Titel *Frage, ob die Erde veralte* bettet Kant das Faktum des menschlichen Todes in eine ganze Kosmologie der ihrem Wesen nach vergänglichen Natur hinein.

»Eben derselbe Trieb, der die Bäume wachsen macht, bringt ihnen den Tod, wenn sie ihr Wachsthum vollendet haben. Wenn die Fasern und Röhren keiner Ausdehnung mehr fähig sind, so fängt der nährende Saft, indem er fortfährt sich den Theilen einzuverleiben, das Inwendige der Gänge an zu verstopfen und zu verdichten und das Gewächs durch die gehemmte Bewegung der Säfte endlich absterben und verdorren zu machen. Eben der Mechanismus, wodurch das Thier oder der Mensch lebt und aufwächst, bringt ihm endlich den Tod, wenn das Wachsthum vollendet ist. Denn indem die Nahrungssäfte, welche zu dessen Unterhalte dienen, die Canäle, an die sie sich ansetzen, nicht mehr zugleich erweitern und in ihrem Inhalte vergrößern, so verengen sie ihre inwendige

Höhle, der Kreislauf der Flüssigkeiten wird gehemmt, das Thier krümmt sich, veraltet und stirbt. Eben so ist der allmähliche Verfall der guten Verfassung der Erde ebenfalls in die Folge der Abänderungen, welche ihre Vollkommenheit anfänglich bewirkten, so eingeflochten, daß er nur in langen Zeitläuften kenntlich werden kann. Wir müssen daher auf die veränderlichen Scenen, welche die Natur von ihrem Anfange an bis zur Vollendung spielt, einen flüchtigen Blick werfen, um die ganze Kette der Folgen zu übersehen, darin das Verderben das letzte Glied ist.« (Kant 1754, 198)

Jene negative Seite eines inneren Verfalls, eines verderblichen Mangels, der in uns steckt, ist also Teil der Natur. Sofern sich Wachstum und Lebenskraft erschöpfen, tritt der Tod als die Pathologie des Lebens mit Notwendigkeit ein.

Dieser Notwendigkeit des Todes – auch des eigenen Todes – darf der Mensch als freies Wesen wiederum nicht zu viel Bedeutung beimessen. Das ist das eigentlich zentrale Motiv von Kants Todestheorie. Kant definiert das Leben als die Verbindung von Körper und Seele, macht aber klar, dass diese Verbindung vom Vernunftstandpunkt aus gesehen einen Zug von Zufälligkeit hat. Sich bei jeder Kleinigkeit um sein Leben zu sorgen oder um jeden Preis sein Leben verlängern zu suchen ist daher unwürdig, so Kant. »Man muss seinen Tod standhaft erwarten.« (Kant ca. 1780, 168) Und der Tod ist ja auch kein vermeidbarer Zufall, sondern er mindert lediglich die Jahre unseres so oder so begrenzten Lebens.

Metaphysischen Trost angesichts der Notwendigkeit des Todes als einem »Urteil«, das dem Menschen »von Natur aus« gesprochen ist (Kant ca. 1780, 169), kann die philosophische Vernunft nicht bieten. In Kants Schrift *Die Religion innerhalb der Grenzen der bloßen Vernunft* wird das in einer Fußnote bekräftigt: Weder die Auferstehung des Körpers noch die stoffliche Fortexistenz der Seele nach dem Tod stellen eine vom Vernunftstandpunkt akzeptable Vorstellung dar. In beiden Thesen, so Kant, stecke im Grunde ein Materialismus der Persönlichkeit des Menschen – also die Vorstellung, dass sich das Sosein des Menschen wie ein Stoff verhalte und erhalte (vgl. Kant 1793, [2]1794, B 192 [793]). Allerdings geht Kant, und zwar eben weil er hinsichtlich der menschlichen Persönlichkeit jeden Materialismus ablehnt, umgekehrt auch nicht von einem mit dem Tod definitiv verbundenen Ende des Menschen aus. Ein solches materielles Ende als gewiss anzunehmen hieße ja ebenfalls, den Menschen in stofflichen Kategorien zu fassen – und das wäre ein grundlegender Fehler. Insofern bleibt Kants Schweigen zur Frage der Fortexistenz der Seele mehrdeutig. Vielleicht besagt es, dass Vernunftgründe die Einsicht erzwingen, dass das Faktum des Todes schlichtweg das Ende ist. Vielleicht belegt es aber auch nur, dass vom Vernunftstandpunkt gesicherte Aussagen nicht getroffen werden können und man deshalb besser schweigt.

Lässt es Kant in der Frage, was der Tod ist, bei diesem nüchternen Minimalismus bewenden, so gibt es doch ein todestheoretisches Thema, zu dem er sich ausgesprochen temperamentvoll äußert – nämlich zu der moralisch-ethischen Frage, ob man sich selbst töten darf. Kant spricht im Zusammenhang mit dem Suizid nicht von »Freitod« und auch nur selten – wie es damals neutral auch heißen konnte – von »Selbstentleibung«, sondern er wählt die christliche Terminologie. Er spricht vom »Selbstmord«. Tatsächlich lehnt Kant die Selbsttötung kategorisch ab. Er entwickelt jedoch für das Selbstmordverbot einen philosophisch neuen Begründungszusammenhang, der sich von der christlichen Dogmatik klar unterscheidet.

Machen wir uns kurz klar, in welchen Begründungszusammenhängen die Kirchenposition – zu Kants Zeiten übrigens beider Konfessionen – die Selbsttötung als verboten betrachtet. Wie im vergangenen Kapitel kurz angesprochen, ist es Augustinus, der die dogmatischen Grundsteine dazu gelegt hat, die Selbsttötung explizit als Sünde zu bewerten. In *De civitate dei*, dem *Gottesstaat*, diskutiert er einen Beispielfall, welcher dazu angetan ist, den Leser glauben zu machen, hier sei eine Selbsttötung wohl doch nachvollziehbar: Eine Frau ist das beschämte Opfer einer grausamen Vergewaltigung geworden. Gerade in einem solchen Fall, so Augustinus, sei es aber eine Anmaßung, sich selbst den Tod zu geben – denn man bestrafe sich noch nicht einmal für eine Schuld. Wo sogar die Tötung von Schuldigen verboten ist, gilt das Tötungsverbot für das unschuldige Opfer erst recht.

»Wenn es nicht erlaubt ist, eigenmächtig einen Menschen, der Schaden zufügen will, zu töten, falls kein Gesetz dazu Befugnis gibt, so ist auch ohne Frage, wer sich selbst umbringt, ein Mörder und lädt dadurch umso größere Schuld auf sich, je unschuldiger er an dem Anlaß war, der ihn zum Selbstmord trieb. Mit Recht verabscheuen wir doch die Tat des Judas, und die Wahrheit urteilt, daß er, als er den Strick nahm, den Frevel seines Verrats nicht gesühnt, sondern nur noch vergrößert hat, denn die unselige Reue der Verzweiflung an Gottes Erbarmen ließ ihm keinen Raum für heilsame Reue. Wieviel mehr muß der vom Selbstmord die Hände ablassen, der kein solches Verbrechen begangen hat, weswegen er sich selbst bestrafen müßte!« (Augustinus 426, I, 17 [71 f.])

Judas, der Selbstmord beging, weil er sich schuldig gemacht hatte, ist die Figur, in welcher in Sachen Selbsttötung aus Augustinus' Sicht gleich mehrere Verwerflichkeiten zusammenschießen: Der Selbstmörder richtet nach schuldhafter Tat sich selbst und sündigt durch diese Anmaßung ein zweites Mal. Denn wer sich selbst richtet, nimmt Gott sein absolutes Vorrecht, das endgültige Urteil über richtig und falsch zu sprechen. Allein Gott steht das Urteil über unsere Sünden zu – wer dies ignoriert, versündigt sich im Zweifel doppelt.

Die katholische Moraltheologie hat diesen Gedanken, nur Gott kann oberster Richter sein, noch durch den Gedanken des absoluten Wertes des von Gott gegebenen Lebens ergänzt, dazu durch eine Art oberste Eigentümerrolle Gottes. Das Leben ist ein Gut, über das wir nicht verfügen dürfen, weil es von Gott geschaffen wurde (also in seiner Existenz gewollt ist) und somit sowohl einen unantastbaren Wert hat als auch Gott im wahrsten Sinne des Wortes »gehört«. Demzufolge sind Menschen, die von eigener Hand sterben, tatsächlich als Verbrecher zu bestrafen, so lautet das Dogma durch das gesamte christliche Mittelalter hindurch und noch im 18. Jahrhundert. Auch der Versuch der Selbsttötung ist strafbar, und Menschen, die sich umgebracht haben, werden nicht auf katholischen Friedhöfen bestattet. Der Protestantismus mildert das Verbot des Freitods spürbar ab: Eine Sünde ist der Suizid nicht mehr, Gott erbarmt sich aller Arten von Verzweiflung. Aber die begriffliche Einordnung als »Mord« und also problematischen Akt der eigenen Willkür gegen Gott bleibt auch aus der lutheranischen Perspektive bestehen. Allein Gott herrscht über die Gabe des Todes. Noch bis ins 19. Jahrhundert hinein handhaben Strafgesetzbücher das ähnlich: Der Selbstmord wie der versuchte Selbstmord werden bestraft (Baumann 2001, 106 ff.).

Eine erste deutliche Einrede gegen das christliche Freitodverbot formuliert der englische Philosoph David Hume in einer kleinen, 1777 zunächst anonym publizierten, Schrift *On Suicide.* Hume beruft sich auf Seneca und fordert die Freiheit, sich zu töten, weil sie Teil der angeborenen Freiheit des Menschen ist. Kant geht in der Auseinandersetzung mit der Kirche anders vor. Er versetzt den Problemkomplex des Freitods in einen Zusammenhang, der nichts mehr mit der Frage zu tun hat, ob der Mensch sich in der Selbsttötung ein Recht nehmen darf oder ob er sich ein Recht anmaßt, das einer anderen Instanz zusteht, nämlich allein Gott. In der *Metaphysik der Sitten* diskutiert Kant die Frage des Selbstmords vielmehr unter der Überschrift der »Pflichten des Menschen gegen sich selbst«. Der Mensch ist Sinnenwesen und Vernunftwesen zugleich, so Kants These. Als Vernunftwesen aber ist er frei, das heißt: ein Wesen, das sich durch seine Vernunft zu Handlungen selbst bestimmen kann und auch bestimmen soll. Die Form, in der Vernunft und Freiheit zusammengehen, ist für Kant jedoch die Form der Pflicht. Vernunftfreiheit zu haben heißt also, dass wir einerseits zu freiem Entscheiden und andererseits zur Verpflichtung fähige Wesen sind. Gäbe es keine Pflicht, gäbe es auch keine Freiheit und umgekehrt – von dieser Grundidee lebt das kantische Freiheitsverständnis. Wären wir quasi in Form einer widerstandslosen Beliebigkeit des Handelns oder allein in der Form des Dagegenseins »frei«, so würde das Wort Freiheit gar nicht passen. Es handelte sich eher um eine Art von unstrukturiertem (und daher unvernünftigem, kriterienlosem) Naturzustand.

Weil wir freie und zur Vernunft fähige Wesen sind, haben wir also nach Kant einen Sinn für Verpflichtung, und wir haben auch elementare – nämlich aus dem vernünftigen Verständnis unserer selbst als Menschen sich ergebende – Pflichten gegen uns selbst. Kant bestimmt sie ausdrücklich nicht als Pflichten, die wir quasi gegen die »Substanz« hätten, aus der wir bestehen. Weder die Seele noch der Körper oder das Leben (im Sinne der Eigenschaft einer Materie) sind unantastbar. Es gibt aber sehr wohl die Achtung vor der Menschheit in jedem Menschen, und das heißt: Den ersten Grundsatz einer Pflicht gegen sich selbst bildet die Maxime »lebe der Natur gemäß«, oder anders: »erhalte dich in der Vollkommenheit deiner Natur«; als zweiter Grundsatz der Pflicht gegen sich selbst gilt dann der Satz, der von uns Bildung verlangt: »mache dich vollkommener, als die bloße Natur dich schuf« (vgl. Kant 1797, A 67 [552]).

Schon auf der Ebene der animalischen Natur des Menschen sind damit Vernunftpflichten gegeben: (1) Die Erhaltung seiner selbst, (2) die Erhaltung der eigenen Art, (3) die Erhaltung des Vermögens zum sinnlichen Lebensgenuss. Von daher sieht Kant drei Arten von möglichen Pflichtverstößen gegeben: (1) den Selbstmord, (2) den »unnatürlichen Gebrauch«, welchen »jemand von seiner Geschlechtsneigung macht«, und (3) den unmäßigen Genuss von Nahrungsmitteln. Dies sind die drei »Laster«, so Kant, »welche der Pflicht des Menschen gegen sich selbst widerstreiten« (vgl. Kant 1797, A 67 [552]).

Näherhin spezifiziert Kant das »Laster« der Selbstentleibung als kriminellen Akt. »Die Selbstentleibung ist ein Verbrechen (Mord)«, heißt es kurz und bündig in der *Metaphysik der Sitten*. Dabei zähle nicht die Pflichtverletzung gegen andere – auch eine solche kann zwar gegeben sein. Jemand, der sich umbringt, verletzt vielleicht Versprechen gegenüber Freunden oder die Fürsorgepflicht gegenüber seinen Eltern oder Kindern. Entscheidend aber, so Kant, ist die Verletzung der Pflicht gegen sich selbst. Deshalb, weil er Person sei, sei der Mensch eben zur Erhaltung seines Lebens verpflichtet – und zwar als »strenge Pflicht«. Sich das Leben zu nehmen, betont Kant, sei insbesondere kein Zeichen von besonderer Tapferkeit oder Seelenstärke, auch nicht in Situationen, in denen sich jemand aus freien Stücken heldenhaft opfert. Kant zufolge kann es schlicht nicht sittlich sein, wenn man das Subjekt der Sittlichkeit beseitigt:

> »Das Subjekt der Sittlichkeit in seiner eigenen Person zernichten ist eben so viel, als die Sittlichkeit ihrer Existenz nach, so viel an ihm ist, aus der Welt vertilgen, welche doch bloß Zweck an sich selbst ist; mithin über sich als bloßes Mittel zu ihm beliebigen Zwecken zu disponieren, heißt die Menschheit in seiner Person (homo noumenon) abwürdigen, der doch der Mensch (homo phaenomenon) zur Erhaltung anvertrauet war.« (Kant 1797, A 73 [555])

Kant verurteilt mit derselben Begründung auch die Selbstverstümmelung und die Selbstverletzung – sofern sie willkürlich vorgenommen wird und nicht medizinisch unumgänglich geboten ist:

»Sich eines integrierenden Teils als Organs berauben (verstümmeln), z.B. einen Zahn zu verschenken, oder zu verkaufen, um ihn in die Kinnlade eines andern zu pflanzen, oder die Kastration mit sich vornehmen zu lassen, um als Sänger bequemer leben zu können, u. dgl. gehört zum partialen Selbstmorde, aber nicht, ein abgestorbenes oder die Absterbung drohendes, und hiemit dem Leben nachteiliges Organ durch Amputation, oder, was zwar ein Teil, aber kein Organ des Körpers ist, z. E.[xempel] die Haare, sich abnehmen zu lassen, kann zum Verbrechen an seiner eigenen Person nicht gerechnet werden; wiewohl der letztere Fall nicht ganz schuldfrei ist, wenn er zum äußeren Erwerb beabsichtigt wird.« (Kant 1797, A 73 [555])

Das Prinzip Menschheit ist gleichbedeutend mit einem Unverletzlichkeitsgebot, das in der Person des Menschen liegt. In der *Metaphysik der Sitten* wie auch in seiner *Vorlesung über Ethik* behandelt Kant eine ganze Reihe von Grenzfällen, um klarzumachen, was das auf diese Weise fest verankerte Selbsttötungsverbot meint. Weder der heroische Freitod noch Selbsttötung im Affekt oder weil man das Leben unerträglich findet sind akzeptabel. Als denkbare Ausnahme bleiben lediglich diejenigen extremen Fallkonstellationen, in denen ein Selbstopfer der einzige Weg ist, der Notwendigkeit zu entkommen, eine gleichrangige Pflicht gegen die Menschheit zu verletzen. Gemeint sind Zwangslagen – in denen ich etwa nur dadurch überleben könnte, dass ich einen anderen töte (vgl. Kant ca. 1780, 164). Kant nennt keine Beispiele, man könnte an den Fall eines Rettungsfloßes denken, das nur einen von zweien bergen kann. Ansonsten aber gilt:

»Das, worüber der Mensch disponieren kann, muß eine Sache sein. Die Tiere werden hier auch als eine Sache angesehen, der Mensch aber ist keine Sache, das ist ein Vieh. Er versetzt sich also in den Wert des Viehes, wenn er über sich disponiert.« (Kant ca. 1780, 164)

Denn: »Die Menschheit ist [...] achtungswert, und wenn auch der Mensch ein schlechter Mensch ist, so ist doch die Menschheit in seiner Person achtungswert.« (Ebd.)

Kant legt spürbar Wert darauf, dass es allein die abstrakte Begründung in der Sittlichkeit der Vernunft, im Verbot der Selbstinstrumentalisierung und also im Prinzip der menschlichen Würde ist, die ihn den Selbstmord verwerfen lässt. Von einem wie immer begründeten Prinzip des Lebensschutzes, aber auch von Freiheitsforderungen, wie Hume sie verwendet, grenzt er sich mit deutlichen Worten ab:

»Der Selbstmord ist nicht deswegen abscheulich und unerlaubt, weil das Leben so ein hohes Gut sein sollte, denn alsdann kommt es nur auf jeden an, ob er es für sein hohes Gut hält. Nach der Regel der Klugheit wäre es oft das beste Mittel, sich selbst aus dem Weg zu räumen, aber nach der Regel der Sittlichkeit ist es unter keinen Bedingungen erlaubt, weil es die Destruktion der Menschheit ist, da die Menschheit unter die Tierheit gesetzt wird, sonst ist in der Welt vieles weit höher als das Leben. Die Beachtung der Moralität ist weit höher. Es ist besser, das Leben aufzuopfern, als die Moralität. Es ist nicht nötig zu leben, aber das ist nötig, daß man, so lange als man lebt, ehrenwert lebe. Es läßt sich aber jederzeit so lange leben als man die Pflichten gegen sich selbst beobachten kann, ohne Gewalt über sich zu gebrauchen. [...] Kann ich mir wohl deswegen das Leben nehmen, weil ich nicht glücklich leben kann? Nein! das ist nicht nötig, daß ich, solange ich lebe, glücklich lebe; aber das ist nötig, daß ich, solange ich lebe, ehrenwert lebe. Das Elend berechtigt keinen Menschen, sich das Leben zu nehmen, denn alsdann wären wir befugt, uns aus Mangel des Vergnügens am Leben das Leben zu nehmen ...« (Kant ca. 1780, 165)

In der letzten Formulierung erkennen wir die Gedankenbewegung des kategorischen Imperativs wieder: Handele so, dass die Maxime deines Handelns jederzeit ein allgemeines Gesetz sein könnte. Im Falle des Freitods würde die Maximenprüfung etwa folgendermaßen aussehen. Ist es denkbar, dass ein allgemeines Gesetz lautete: Wenn jemand das Leben nicht vergnüglich genug empfindet, so kann er sich umbringen? Nach Kant ergäbe das offenkundig vernunftwidrige Verhältnisse. Sobald das Leben Härten bietet, würden die Leute sich reihenweise verabschieden, anstatt die Verhältnisse so anständig wie möglich zu gestalten, auch wenn es anstrengend ist. Die Antwort auf die moralische Gedankenprobe lautete also eindeutig: Nein.

Dass Kant die Vorstellung nicht teilt, wir dürften uns wegen der Rechte nicht umbringen, die Gott an uns hat, formuliert er ebenfalls überaus deutlich – geradezu polemisch.

> »Der Selbstmord ist [...] unerlaubt und abscheulich, nicht deswegen, weil ihn Gott verboten hat, sondern Gott hat ihn verboten, weil er abscheulich ist, also wegen der Herabsetzung seiner [also des Menschen, pgg] Würde unter die Tierheit ...« (Kant ca. 1780, 167)

Mit dieser Formulierung kehrt Kant das alte christliche Dogma geradewegs um: Gott besitzt nicht den Menschen oder sein Leben. Vielmehr andersherum: *Wenn* es Gott gibt, so ist nichts anderes möglich, als dass (auch) er wie ein Vernunftphilosoph denkt, der Freiheit als Selbstverpflichtung des Menschen zum obersten Prinzip erklärt.

Der klaren Position Kants steht – nur wenige Jahre später formuliert – eine ganz andere Sicht auf den Suizid entgegen. Es ist diejenige der Philosophie Georg Wilhelm Friedrich Hegels, der in seinen *Grundlinien der Philosophie des Rechts*, erschienen 1821, ebenfalls (wenn auch kurz) zum Problem des Selbstmords Stellung bezieht. Hegel will keineswegs hinter Kant zurück, schreibt also die Tradition der philosophischen – und insofern kirchenkritischen – Aufklärung fort. Gleichwohl entwickelt Hegel die kantische Vernunftphilosophie weiter. Er stellt sie ins Zeichen der kollektiven, historisch konkreten Verhältnisse des »Geistes« und bringt somit eine neue Form von Freiheitsverständnis ins Spiel. Anders als Kant sieht Hegel im Selbstmord nicht einen Pflichtverstoß, eine lasterhafte Verkehrung und gleichsam die Selbstzerstörung der Freiheit – sondern für Hegel schließt die gelebte Freiheit des Menschen die Freiheit zur Selbsttötung ausdrücklich mit ein. Es zeichnet den Menschen gegenüber dem Tier gerade aus, dass der Gesichtspunkt der Selbsterhaltung im Zweifel ganz hinter den der Freiheit zurücktritt: »Der Mensch allein«, so Hegel in den *Grundlinien der Philosophie des Rechts*,

> »kann alles fallen lassen, auch sein Leben; er kann einen Selbstmord begehen; das Tier kann dieses nicht; es bleibt immer nur negativ; in einer ihm fremden Bestimmung, an die es sich nur gewöhnt. Der Mensch ist das reine Denken seiner selbst, und nur denkend ist der Mensch diese Kraft, sich Allgemeinheit zu geben, das heißt alle Besonderheit, alle Bestimmtheit zu verlöschen.« (Hegel 1821, § 5, Zusatz [51])

Interessant und wichtig ist der hegelsche Begründungszusammenhang für diese Perspektive. Hegel spricht zwar vom »reinen Denken seiner selbst«, aber es ist gerade nicht so, dass er den Körper vom denkenden Teil des Menschen, der Seele und der geistigen Sphäre trennen würde. Der Körper und der körperliche Tod sind nicht etwa unwichtig, weil allein der Mensch ein spirituelles Wesen wäre oder dergleichen. Einen solchen Dualismus von Körper und Geist vertritt Hegel gerade nicht. Er kritisiert vielmehr ausdrücklich die Vorstellung, man könne einem anderen Menschen körperlich etwas antun und die Existenz der Person, die Seele bliebe dabei unbehelligt. Jedenfalls »*für andere* bin ich wesentlich ein Freies in meinem Körper, wie ich ihn unmittelbar habe« (Hegel 1821, § 48 [111]). Wo es um körperliche Gewalt geht, herrscht eine elementare Untrennbarkeit und auch eine unmittelbare Verletzlichkeit des ganzen Individuums: Mein Körper und ich sind eins.

Allerdings – und das ist der Punkt, auf den es Hegel ankommt – kann im Verhältnis meiner zu mir selbst diese Bindung an den Körper, der ich bin, keine Grenze meiner Freiheit sein. Je mehr ich mich geistig entfalte, um so mehr wird der Körper »williges Organ und beseeltes Mittel« des Geistes (Hegel 1821, § 48 [111]) – und das wiederum bedeutet: Es sind Situationen denkbar, in denen ich, etwa um der Freiheit willen, den eigenen Tod selbstbewusst und in aller Freiheit *will*. Und dies geschieht nicht gegen meinen Körper, als schuldete ich ihm etwas, sondern gleichsam mit meinem Körper im Einklang.

»Insofern Ich lebe, ist meine Seele (der Begriff und höher das Freie) und der Leib nicht geschieden, dieser ist das Dasein der Freiheit, und Ich empfinde in ihm.« (Ebd.) Dennoch aber kann es Widersprüche geben, die dem Leben entgegenstehen. Daher kann ich – das ist die romantische und quasi ganzheitliche Vision Hegels – im Grenzfall mich auch physisch gegen mein eigenes (individuelles) Weiterleben entscheiden und eben dadurch eine Freiheit realisieren. Ich mache mich im Selbstmord also tatsächlich vielleicht zum Richter (vgl. Hegel 1821, § 71, Zusatz [153]). Gleichwohl existiert da nicht jene Gegenseite einer Körper-Natur, welche meiner Freiheit zum Tode im kantischen Modell entgegenstünde und mich »als Mensch« auf das körperliche Weiterleben verpflichtet. Nach Hegel ist der Körper quasi solidarisch mit unserer gelebten Freiheit. Wenn es ernst wird, ist das, was ich als meinen Leib bezeichne, einfach auch nur ein Teil des freiheitlichen Soseins meiner selbst. Das entzieht der kantischen Figur der Pflichten gegen uns selbst den Boden. Töte ich mich selbst, so triumphiert nicht ein abstrakter Wille über einen Körper, den zu erhalten ich verpflichtet wäre. Sondern die Bewegung der Freiheit hebt auch diese, vermeintlich letzte Grenze auf.

4. Der Tod in der Epoche des Lebens

»Das Leben ist aber ein dauerndes, nicht ein periodisch unterbrochenes ...«[6]

Zwischen Kant und Hegel liegt mehr als nur die Abstandnahme akademischer Kritik. Es trennt sie ein historischer Einschnitt. In den Jahren um 1800 ist – nicht nur, aber auch unter dem Eindruck der Französischen Revolution – in der deutschsprachigen Literatur, Kunst, Philosophie und auch Naturforschung ein gewaltiger Aufbruch erfolgt. Mit dem Programm einer »Poetisierung« der Wissenschaft, einer Experimentalisierung der Erfahrung und überhaupt aller Weltverhältnisse will die Bewegung des romantischen Denkens neu beginnen. Sie streicht die vernunftphilosophischen Systeme durch – zugunsten einer neuen Ethik, zugunsten einer Physik, die »Flügel« bekommen soll, zugunsten einer Ablösung der Freiheitsidee vom Räderwerk des Staates, zugunsten der Verschwisterung von Wahrheit und Güte in der Schönheit, wie es in einer anonymen Flugschrift heißt. Sie stammt möglicherweise von Hegel, ist vielleicht aber auch zu mehreren geschriebenund wird nachträglich als *Ältestes Systemprogramm des deutschen Idealismus* bezeichnet (vgl. anonym ca. 1796, 234 f.).

Der Tod wird für die romantische Bewegung ein Gedankenmagnet: Er ist zwar ein Ende, aber doch eines, das alle Grenzen sprengt. Der Gegensatz zur nüchternen Endlichkeitsperspektive des Rationalismus, die den Tod als unvermeidlichen Defekt verbuchte, kann größer kaum sein. Tod und Sterben entfalten für die romantischen Autoren – Hölderlin, Friedrich und August Wilhelm Schlegel, Novalis, der junge Fichte, der junge Schelling und auch der junge Hegel – einen tiefen, geheimnisvollen, über die Endlichkeit des Menschen hinausweisenden Sinn. Ein wichtiger Perspektivwechsel betrifft die Gestalt des Todes: Er ist nicht ein irgendwann eintretendes (oder fremd zum Leben hinzutretendes) Ereignis, sondern ein Prozess. Und genauer: ein ins Leben immer schon hineingelegter Prozess. Zum romantischen Todesdenken gehört daher auch ein radikal neuer, den Tod in sich aufnehmender Begriff des Lebens.

»Leben« schließt Tod mit ein, und wie in den zuckenden Froschschenkeln, mittels welcher man die Elektrizität der Nerven entdeckt, gibt es auch im Tod noch lebendige Effekte: Auch in der Physiologie um 1800 wird das Ineinander von Tod und Leben zur Leitidee. Dass der Körper nicht auf einen Schlag stirbt, sondern ein ungleichzeitiges Absterben verschiedenster Funktionen den Tod gleichsam mit dem Leben mischt, wurde nicht zuletzt im Streit um die Humanität (oder aber Grausamkeit) der in der Französischen Revolution eingesetzten Guillotine (Arasse 1987; Métreaux 2001, 168 ff.) wie später dann überhaupt um die Todesstrafe Thema. Sehen und fühlen die abgeschlagenen Köpfe noch etwas? Oder ist im abgetrennten Nervensystem sofort alles tot? So oder so erscheint der Tod zwar als das mehr oder weniger unwiderrufliche Ende von Lebensfunktionen. Er verliert aber seine Kompaktheit. Er ist nicht mehr das ganz Fremde, das dem Leben – bildhaft gesprochen – von außen begegnet. Die im Jahr 1800 publizierte allgemeine Gewebetheorie Bichats wurde schon erwähnt. Mit ihr beginnt – inmitten weiterer, insbesondere in der deutschsprachigen Romantik bald deutlich wilderer vitalistischer Theorien – eine Medizin des Lebens, welche die alte Medizin der Krankheiten ersetzt (Foucault 1963, 137 ff.).

Was der Physiologie das Nervenexperiment, ist der frühen romantischen Philosophie das auf gedankliche Funken und Blitze zielende Experiment. Auch von ihrer literarischen Form her erscheinen frühromantische Texte, gemessen an den Systementwürfen der neuzeitlichen und der Aufklärungsphilosophie, experimentell. Sie entfalten sich teils schwelgerisch an die griechische Dichtung angelehnt, teils als sprachlicher Versuch, teils als ironische Provokationen. Gleichwohl ist das vermeintlich Irrationale präzise durchdacht. Und so stecken im romantischen Denken theoretische wie auch politisch-kritische Botschaften. Die Wissenschaft und auch die Vernunftphilosophie der Aufklärungszeit werden auf pointierte Weise überboten. Sie sollen nicht verleugnet, sondern hineingezogen werden in einen kreativen Strudel, in welchem Theorie und Wirklichkeit, Verstand und Gefühl, Gesetz und Menschlichkeit, Freundschaft, Liebe sich radikal verbinden und erneuern sollen.

4.1 Romantische Todesnatur

Das Denken in Polaritäten – in sich gleich stark gegenüberstehenden Gegensätzen – ist einer der Grundzüge der romantischen Philosophie. Es gibt nicht nur das Eine der Wahrheit, des Gesetzes, des Verstandes, der Vernunft oder auch des Staates; es gibt nicht nur die Gegenwart, das Licht der Aufklärung, die Erkenntnis und die rationale Methode. Vielmehr existiert da die gleichstarke Rückseite, das Andere dieses Einen: die Vergangenheit, die Nacht, der Traum, die Wirrnisse des Gefühls. Auch in der Moral herrscht nicht nur die praktische Vernunft. Wir erleben Rätsel und Geheimnisse, die unvernünftige Sehnsucht, die verschwenderische Hingabe und die überfließende Sympathie. Jenseits von Staat, Gesetz und Souverän sind es Brüderlichkeit,

Liebe und Gemeinschaftsglaube, welche uns sittlich verbinden. Wirkt nicht aber in diesem insbesondere die Polarität von Leben und Tod?

Kannten Descartes, Locke, Leibniz und der Aufklärer Kant den Tod allein als Grenze oder aber Mangel, als schlussendliche Krankheit des Lebens, so wenden die romantischen Autoren diese Negativgestalt des Todes vollständig um. Sie bekennen sich – nicht zuletzt mithilfe griechischer Quellen und damit gegen das christliche Angstbild vom Sterben – zu einem positiven Verständnis von Vergänglichkeit. Tod und Leben sind gleichrangig und komplementär, also spiegelbildlich ergänzend aufeinander bezogenen. Dies heißt konkret: Ohne Tod fehlt dem Leben die elektrische Spannung, der Sinn. Mit einer Formulierung von Friedrich von Hardenberg, genannt Novalis, ist der Tod das »romantisierende Princip unseres Lebens. Der Tod ist Minus, das Leben ist Plus. – Durch den Tod wird das Leben verstärkt.« (Novalis 1798/99, Fr. 1898 [756]) Er gehört nicht nur dazu, sondern er ist die Gegenkraft, das dunkle Gegenüber, welches das Leben erst zum Leuchten bringt.

Diese Faszination intensiviert die eigene Lebensführung – man fürchtet den Tod nicht, für Freiheit, Liebe, Kunst und Wahrheit stirbt man vielmehr sehenden Auges und willentlich. Intensiviert werden aber auch alle Formen des schöpferischen Tuns, weswegen Werke der Kunst und der Philosophie gleichsam Male des Todes zeigen: Bewusst riskieren romantische Autorinnen und Autoren fragmentarische, unabgeschlossene, von Rissen durchzogene Schreibformen. Man bejaht die Endlichkeit, weil nur dies zu tun wirklich auf Unendlichkeit hinzeigt.

Auch explizit ist der Tod Thema und wird vielfach umschrieben. Man kann sich darüber streiten, ob er dabei in eine bloße Metapher, in ein spielerisches Bild verwandelt wird oder ob die Romantik tatsächlich eine Art Todessehnsucht kultiviert. Eine bloße Metaphysik vom besseren Jenseits – in der Endlichkeit schlummert unendliches Weiterleben – vertreten gerade die frühromantischen Denker jedenfalls nicht. Eher wird man sagen, sie blicken auf Tod und Sterben in einer eigentümlichen Mischung von Jubel und Melancholie. So schreibt Friedrich Schlegel in der Elegie *Herkules Musagetes* – sinngemäß: Herkules als Führer des Künstlers – aus dem Jahr 1801 über den Zusammenhang von Leben, Tod und Kunst (aber auch über das Leben des ästhetischen Theoretikers):

> »Opfre dich selber zuvor und alles was sterblich der Muse,
> Freudig im flammenden Tod fühlend den göttlichen Geist.
> So hab' ich frühe gedacht und werde ja fürder so denken:
> Denn wie reute den Mann, was er so männlich beschloß?
> Schamlos mehret die Bücher, die schon im Druck sich erdrücken,
> Tinte vergießend das Volk, immer noch thätig um Nichts.
> [...]
> Wahrlich und wäre die Kunst ein Dendrit[7] nur von besserem Leben,
> Spräch' ich: wachse denn fort, wie die Natur dir gebeut,
> Trauend im Innern der bildenden Kraft, die wohl einst noch den Lichtpunkt,
> Den der Wurm hier verlacht, strahlend zur Sonne verklärt!
> [...]
> Jegliches werde zur Kunst Dir, gebildeter was Du berührest:
> Wem das kleinste zu klein, dem ist auch großes zu groß.
> Ja auch das Werk, das theuer erkaufte, es bleibe Dir köstlich;
> Aber so Du es liebst, gib ihm Du selber den Tod,
> Haltend im Auge das Werk, das der Sterblichen keiner vollendet:
> Denn von des Einzelnen Tod blüht ja des Ganzen Gebild.
> [...]« (Schlegel 1801, 281 ff.)

Das Einzelne, nämlich Leben und Tod des Einzelnen, sowie das Ganze, nämlich Leben und Tod des Ganzen, oder eben Leben des Ganzen durch Tod des Einzelnen: Hier kommen gleich mehrere Polaritäten zusammen. Tatsächlich bewegt sich das Denken der romantisch inspirierten Philosophen Fichte, Schelling und Hegel nicht nur in der Frage der künstlerisch-intellektuellen Lebensführung in einem solchen Oszillationsfeld (einer »Dialektik«) des Gegensatzes von Einzelnem und Gemeinschaft, sondern auch ihre Todestheorien setzen hier an. »Leben« und »Tod« werden einerseits als Erfahrungstatsachen, als subjektiver Anfang und Ende, andererseits aber als objektive Naturvorgänge angesprochen. Der Begriff »Natur« hat dabei allerdings einen weiten Sinn. Naturwissenschaftler heute würden das romantische Naturverständnis als vor-naturwissenschaftlich bezeichnen, denn es setzt dem Naturbegriff die Begriffe »Kultur«, »Geist« oder »Denken« nicht länger entgegen. Schelling und Hegel prägen ganz bewusst die weite Perspektive einer »Naturphilosophie«, die den engeren Blickwinkel der Naturwissenschaft in sich einschließen soll. So hat der Tod zwar einen Aspekt von Natur, aber er ist nicht einfach ein medizinischer oder physiologisch-biologischer Sachverhalt. In ihm zeigt sich der umgreifende – gute – Sinn des Vergehens.

Die Natur, für sich selbst genommen, zerstöre niemals etwas: Diesen Gedanken malt Friedrich Schelling in einem als Dialog gestalteten Fragment geradezu schwelgerisch aus. Im Text spricht ein Arzt, welcher den Menschen als gottgewollt höchste Form der Natur und als den »Wendepunkt« von Natur- und Geisterwelt bestimmt: Im Menschen hätten diese beiden getrennten Welten sich endlich vereinigen sollen – um dann gemeinsam »erhoben« zu werden, so die göttliche Bestimmung. Heute gebe es nun zwar einen Übergang, mit welchem der Mensch in die Geisterwelt übertritt,

> »[a]ber dieser Uebergang geschieht nur mittelbar, durch den Tod und durch ein gänzliches Abbrechen von der Natur, so

daß weder dieses noch jenes Leben ein ganzes heißen kann.« (Schelling ca. 1809, I/9, 32 [128])

Der Mensch war nicht frei genug, daran habe es gelegen, dass unsere Realität bisher nur einen solchen, durch den Tod vermittelten Weg der Vereinigung von Natur und Geist kennt:

»Es kam darauf an, ob er vergäße, was hinter ihm war, und nach dem griff, was vor ihm war. Nun griff aber der Mensch (wie es geschehen, und warum Gott es zugelassen, frage ich hier nicht), genug er verlangte, sehnte sich zurück in diese äußere Welt, und verlor darüber die himmlische, indem er nicht allein seinen eignen Fortschritt, sondern den der ganzen Natur aufhielt. Wer es je mit Augen gesehen hat, welche schreckliche Folgen auf den menschlichen Körper eine gehemmte Entwicklung hat, nach welcher die Natur mit Heftigkeit verlangt, wie die durch ungeschickten Eingriff angehaltene oder bereits vorhandene Entkräftung unmöglich gewordene Krisis in der Krankheit unmittelbar das Zurücksinken der Kräfte in Todesschwäche und unfehlbar den Tod verursacht: der wird sich einen ohngefähren Begriff machen können von den zerstörenden Wirkungen, welche die durch den Menschen plötzlich eintretende Hemmung ihrer Evolution [d.i. der Krankheitsentwicklung, pgg] auf die ganze Natur haben mußte.« (Schelling ca. 1809, I/9, 32 [128])

Die »fruchtbare Realität des Todes« geht demnach allein darauf zurück, dass der Mensch der Natur nicht ihren freien Lauf lässt, sondern diese hemmt und abschwächt – nicht zuletzt durch die Bemühungen der Medizin, die der kraftvollen »Krisis« in der Krankheit ihre Spitze nimmt. Im Text ist vom »magischen« Zusammenhang des Menschen mit der Natur die Rede, den man erst *ahnen* könne (vgl. Schelling ca. 1809, I/9, 34 [130]). Wie Schelling sich dies alles, eine den Tod gleichsam überwindende natürliche Ungetrenntheit vorstellt, bleibt eine spekulative Herausforderung. Jedenfalls ist es ihm mit der Idee einer Überwindung des Todes auch physiologisch ernst. An anderer Stelle bezeichnet er Krankheiten als »nichts Wesenhaftes und eigentlich nur ein Scheinbild des Lebens« (Schelling 1809, 38) und variiert aus naturphilosophischer Perspektive den christlichen Gedanken, der Tod selbst müsse sterben: »denn der Tod war nur notwendig zur Scheidung, das Gute muß sterben, um sich vom Bösen, und das Böse, um sich vom Guten zu unterscheiden« (Schelling 1809, 77).

Die Todestheorie Hegels arbeitet ebenfalls den *übergängigen* Charakter des Todes heraus, unterscheidet sich aber von der Schellings. Hegel verzichtet auf christliche Anspielungen und differenziert. Er löst die Frage nach dem Sterben in verschiedene »Momente« auf: Ein Besonderes und ein Allgemeines sind in ein und demselben Prozess wirksam, widerstreiten einander aber. Der Tod, so Hegel, ist nicht nur ein Stück Schicksal des Einzelnen, sondern ein Belang der »Gattung«:

> »Das Lebendige stirbt, weil es ein Widerspruch ist, an sich das Allgemeine, die Gattung zu sein und doch unmittelbar nur als Einzelnes zu existieren. Im Tode erweist sich die Gattung als die Macht über das unmittelbar Einzelne.« (Hegel 1830a, § 221, Zusatz [376])

Das einzelne Lebendige stirbt, weil es ein Widerspruch ist, und die Gattung zeigt sich als Macht über das Einzelne, wenn das Einzelne stirbt – dieser Gedanke ist nicht einfach zu fassen. Man erkennt den Unterschied zu Kant: Hegel ist offenbar weit davon entfernt, den Tod als Mangel des Lebens zu betrachten. Eher schon hat das Leben, jedenfalls das individuelle Leben einen Mangel – und die Gattung hebt durch den Tod diesen Mangel auf. Vom Besonderen kommt man zum Allgemeinen, in dem alle gleich sind. So scheint sich das Lebewesen im Tod gewissermaßen zu verallgemeinern. Es geht – nicht wie bei Schelling irgendwann unmittelbar, sondern hier und jetzt in vermittelter Form – in ein Ganzes auf.

In der Unmittelbarkeit, in welcher wir als Individuen stecken so Hegel, seien »Leib und Seele trennbar« (Hegel 1830a, § 216 [372]). Darin aber liege ein Mangel: »Dieser Mangel besteht darin, daß hier Begriff und Realität« – gemeint ist: Begriff und Realität des Lebens – »einander noch nicht wahrhaft entsprechen« (Hegel 1830a, § 216, Zusatz [372]). Solange das Leben in seiner Realität an einen einzelnen, besonderen, partikulären Leib gebunden ist, fehlt es dem Leben an einer Form, in welcher die Momente Leib und Seele nicht mehr auseinanderdividierbar sind. Eben darum sind wir sterblich – und die Form des Individuums hebt sich auf. Noch einmal Hegel:

> »Die Seele ist gleichsam ergossen in ihre Leiblichkeit und so ist dieselbe nur erst *empfindend*, aber noch nicht freies Fürsichsein. Der Prozeß des Lebens bestehet dann darin, die Unmittelbarkeit, in welcher dasselbe noch befangen ist, zu überwinden ...« (Hegel 1830a, § 216, Zusatz [372])

Ein wenig klingt dies wie die christlich-platonische Teilung von Leib und Seele: Die Seele trennt sich im Tode von der sterblichen Hülle. Allerdings: Hegel bringt keinerlei Jenseits ins Spiel. Es ist vielmehr die Gattung – die diesseitige menschliche Gemeinschaft –, in die hinein sich der Widerspruch von Leib und Seele aufhebt.

Hegel bestimmt die »Gattung« als Prozess. In der Gattung realisiert sich das Unendliche, Unbegrenzte und Freie am Einzelmenschen – und zwar indem eben dieser Einzelmensch erstens im Prinzip sterben kann und zweitens auch tatsächlich stirbt. Hegel konkretisiert diese Überlegung: Das einzelne Lebewesen (und auch der einzelne Mensch) geht an dem »Unterschied« zugrunde, der zwischen Gattung und Einzelnem besteht. Der Gattungsprozess setzt sich durch, denn in ihm kommt ein weiterführendes Ganzes zu sich selbst:

»Die Gattung kommt im Individuum zwar noch nicht zur freien Existenz, nicht zur Allgemeinheit; wenn sie aber hier auch noch einerseits mit dem Individuum nur unmittelbar identisch ist, so kommt es doch auch andererseits schon zum Unterschied der einzelnen Subjektivität der Gattung. Dieser Unterschied ist ein Prozeß, dessen Resultat ist, daß die Gattung als das Allgemeine zu sich selbst kommt und die unmittelbare Einzelheit negiert wird. Dieses Untergehen ist der Tod des Individuums; die organische Natur endet damit, daß, indem das Einzelne stirbt, die Gattung zu sich selber kommt und so sich Gegenstand wird, was das Hervorgehen des Geistes ist.« (Hegel 1830b, § 367, Zusatz [499])

Das Einzelne wird gleichsam überwältigt, und ohne dass er wegstirbt, kommt die Gattung nicht zur Existenz, nicht »zu sich selber«. Hegel spricht auch von der *Macht* – offenbar einer die Widersprüche versöhnenden Macht –, welche die Gattung hat. Fast klingt das, als diene das Sterben des Einzelnen der Gattung. Es bringt ihr keinen Vorteil im utilitaristischen (also nutzenbilanzförmigen) Sinn. Aber ohne den konkreten Tod des Einzelnen existierte das Leben der Gattung nicht. Hegel denkt hier sicher nicht an eine der heutigen biologischen Vorstellungen, eine Rekombination der Gene oder dergleichen. Aber das Gesamtleben, das Leben der Gattung als gerade nicht mehr sterblicher Einheit, setzt das Ineinander der Generationen, Enden und Neubeginnen der sterblichen Leben voraus.

Hegel definiert auch den Fall der Krankheit: Eine »Disproportion«, eine individuelle Fehlbalance, steht dem Prozess des Ganzen entgegen. Der Organismus tritt in der Krankheit »an sich selbst« auseinander (vgl. Hegel 1830b, § 371 Zusatz [521]). Gesundwerden heißt: Das Individuum findet in die richtige Proportion zur Gattung zurück – was zum Beispiel im Fieber geschieht. Hegel sieht außerdem den Alterstod als Beleg dafür, dass die Endlichkeit des einzelnen Lebewesens so etwas wie eine »ursprüngliche Krankheit« sei – wohlgemerkt: Nicht der Tod ist hier die Krankheit, wie bei Kant, sondern die endliche Verfassung des Lebens selbst. Im Alterstod hebt das vereinzelte Leben seine eigene Unangemessenheit gegenüber der Allgemeinheit gewissermaßen aus sich heraus auf. Das in »abstrakter Objektivität« seiner Tätigkeit abgestumpfte und verknöcherte Leben des Einzelnen tötet sich im Grunde »aus sich selbst« (Hegel 1830b, § 375 [535]). Beim Tier ist damit alles vorbei. Beim Menschen stirbt jedoch nur das Natürliche, die »abstrakte Seite«, wie Hegel das nennt, weil für ihn das Geistige das Konkrete ist. »Über diesem Tode der Natur« aber, »aus dieser toten Hülle« gehe »eine schönere Natur, geht der Geist hervor« (Hegel 1830b, § 376 [537]). Es gibt also Unsterblichkeit:

> »Das Denken, als dies für sich selbst seiende Allgemeine, ist das Unsterbliche; das Sterbliche ist, daß die Idee, das Allgemeine, sich nicht angemessen ist. ... im Lebendigen hat die Natur sich vollendet und ihren Frieden geschlossen, indem sie in ein Höheres umschlägt. Der Geist ist so aus der Natur hervorgegangen. Ziel der Natur ist, sich selbst zu töten und ihre Rinde des Unmittelbaren, Sinnlichen zu durchbrechen, sich als Phönix zu verbrennen, um aus dieser Äußerlichkeit verjüngt als Geist hervorzutreten.« (Hegel 1830b, § 376, Zusatz [538])

»Der Tod«, so hieß es eher aus der Erlebensperspektive des Einzelnen formuliert schon 1807 in Hegels *Phänomenologie des Geistes*,

» wenn wir jene Unwirklichkeit so nennen wollen, ist das Furchtbarste, und das Tote festzuhalten das, was die größte Kraft erfordert. [...] Aber nicht das Leben, das sich vor dem Tode scheut und von der Verwüstung rein bewahrt, sondern das ihn erträgt und in ihm sich erhält, ist das Leben des Geistes.« (Hegel 1807, 36)

Die Natur vernichtet sich im individuellen Tod, und aus ihr tritt in einer Art von Übergang etwas umso Lebendigeres hervor: ein keineswegs jenseitiges, sondern mit der körperlichen Existenz der Gattung und dem »Leben des Geistes« (also der Gemeinschaft) vermitteltes menschliches Ganzes. Keine Substanz, sondern ein in der auch geistigen Selbstfortsetzung der Gemeinschaft bestehender Prozess: Das klingt idealistisch und ist es auch. Beachten wir vor allem, welche zentrale Rolle der Konzeptbegriff »Leben« hier spielt. Hegel formuliert eine neue, ganzheitliche und dynamische – den Tod und das Leben in eine Lebensunendlichkeit zweiter Stufe aufhebende – Vision von sozialer Realität. Vom Einzelnen zum kollektiven Leben hin führt ein Band, das um der Lebensfortsetzung willen tödlich ist.

Hegel stirbt 1831, zu einer Zeit, als der Schwung der Frühromantik sich längst zu unterschiedlichen Formen von Ganzheitsdenken entwickelt hat. Die hegelsche Philosophie ist eine Prozessphilosophie, die geschichtliches Denken und Handeln in den Mittelpunkt rückt und sich ganz ins Zeichen des »Geistes« stellt – und das heißt mit Hegel: ins Zeichen der Verwirklichung politisch-sittlicher Gemeinschaft. Demgegenüber entstehen mit der Romantik aber auch Varianten eines Ganzheitsdenkens, das nicht »idealistisch« sein will, sondern sich materialistisch versteht. Hier sind die Naturwissenschaften im engeren Sinne das Vorbild. Eine Fülle von anthropologisch-physiologischen Schriften schildert in den 1830er und 1840er Jahren Tod und Leben als Sachverhalte materieller Art – und ordnet das Thema einer sich in dieser Zeit neben Physik und Chemie neu formierenden dritten Naturwissenschaft zu, nämlich der »Biologie« als der eigentlichen modernen Wissenschaft des Lebens – und zwar eines *stofflichen* Lebens (Foucault 1966, 322ff.).

Mediziner sind die Vorreiter, wenn es darum geht, aus der spezialistischen Vielfalt physiologischer Hypothesen so etwas wie eine neue, auch dem Laien vermittelbare Gesamtsicht auf die Stofflichkeit des Lebens (und damit auch des dem Leben innewohnenden Sterbens) zu gewinnen. 1852 erscheint Jakob Moleschotts *Der Kreislauf des Lebens*, 1855 Ludwig Büchners *Kraft und Stoff*, zwei viel gelesene, volksnah geschriebene Bücher. Beide Autoren bestimmen als die übergeordnete Lebensganzheit, in welcher der individuelle Tod nur gleichsam einen Übergang darstellt, schlicht das physikalisch-chemische Universum der Naturwissenschaft. Büchner beschreibt den Tod daher als schlichte Veränderung eines stofflichen Zustands: »Bekanntlich pflegen Lebens-Erscheinungen nur dort aufzutreten, wo gewisse eiweißartige Verbindungen vorhanden sind«, heißt es in *Kraft und Stoff*.

»Wo diese fehlen, fehlen auch jene Erscheinungen. Allerdings kann man entgegnen, daß diese Verbindungen auch im Tode vorhanden sind. Aber sie sind hier offenbar im Uebergange zu einem ganz verschiedenen chemischen oder physikalischen Zustande begriffen, der übrigens nicht auf einmal, sondern erst nach und nach eintritt. Denn auch der Tod, der ganz mit Unrecht als der absolute Gegensatz des Lebens angesehen wird, ist nicht im Stande die Lebensfunktionen mit Einemmale erlöschen zu machen. [...] Bei hingerichteten Menschen hat man noch viele Stunden nach dem Tode Bewegungen des Herzens beobachtet. Die Blutkörperchen können im Reagens-glase durch Kohlenoxyd ebenso vergiftet werden, wie innerhalb der Blutgefäße. Der Haarbulbus fährt fort, in der Leiche seine eigenthümlichen Produkte zu erzeugen, und die Leber fährt fort, Zucker zu bilden.« (Büchner 1855, 447 f.)

Geist, Seele, Lebenskraft oder überhaupt irgendetwas jenseits des Universums stofflicher Vorgänge existieren nicht. Büchner gelingt es nicht, aus diesem Ansatz ein schlüssiges Ganzes zu machen, aber er stellt eine Menge Behauptungen auf, die für einen schlichten Materialismus aus naturwissenschaftlicher Gegenstandsperspektive plausibel (und typisch) bleiben werden: Der Mensch ist durch Naturkausalität und Triebe gesteuert, der freie Wille ist Illusion, die Moral ist Resultat nicht von Vernunft oder Einsicht, sondern von Belohnung und Bestrafung, und diese wiederum werden in einer Gesellschaft ausgeübt, um das biologische Überlegen des Kollektivs zu sichern. Alles, auch ein Tod, der das Überleben der Gesellschaft sichert, muss gut genannt werden, alles andere böse (vgl. Büchner 1855, 505).

Nicht jedes anti-idealistische Lebensdenken Mitte des 19. Jahrhunderts ist derart schlicht. Die zwischen Prozessdenken und Materie angesiedelte Philosophie Arthur Schopenhauers kann das zeigen. Schopenhauer verficht auf der einen Seite eine materialistische Theorie des Willens, genauer: eines blinden »Willens zum Leben«, der in jedem Lebewesen steckt und dieses vorantreibt. Auf der anderen Seite, so Schopenhauer, kennzeichnet es die Situation des Menschen, dass er anders als die Tiere um diesen Zustand weiß. Der Mensch kann also seinen blinden Lebenswillen reflektieren – und er ist dazu verurteilt, in einer Lage, in welcher der Lebenswille ihn fesselt, eine angemessene Einstellung zum Leben generell sowie zu seiner eigenen Existenz zu finden. Der Schlüssel dazu kann nur sein, so Schopenhauer, sich vom Lebenswillen zu lösen.

Das Todesthema ragt also unmittelbar in die Lebensbefindlichkeit des Menschen hinein. Schopenhauer versteht sich als Kantianer, er wütet gegen Hegel. Im Grunde entfaltet er aber fast drastischer als die Romantik ein negatives Lebensverständnis und ein positives Todesbild. Nur das Tier lebe ohne Kenntnis des Todes, konstatiert Schopenhauer in *Über den Tod und sein Verhältnis zur Unzerstörbarkeit unsers Wesens* an sich, einem Kapitel des zweiten Bandes seines Hauptwerks *Die Welt als Wille und Vorstellung*.

»Daher genießt das tierische Individuum unmittelbar die ganze Unvergänglichkeit der Gattung, indem es sich seiner nur als endlos bewußt ist. Beim Menschen fand sich mit der Vernunft notwendig die erschreckende Gewißheit des Todes ein. Wie aber durchgängig in der Natur jedem Übel ein Heilmittel oder wenigstens ein Ersatz beigegeben ist; so verhilft dieselbe Reflexion, welche die Erkenntnis des Todes herbeiführte, auch zu *metaphysischen* Ansichten, die darüber trösten und deren das Tier weder bedürftig noch fähig ist. Hauptsächlich auf diesen Zweck sind alle Religionen und philosophischen Systeme gerichtet, sind also zunächst das von der reflektierenden Vernunft aus eigenen Mitteln hervorgebrachte Gegengift der Gewißheit des Todes.« (Schopenhauer 1844, 590 f.)

Philosophieren helfe nicht nur sterben, wie die Antike sagt, sondern ohne den Tod würden wir wohl überhaupt nicht nachdenken, merkt Schopenhauer an. Philosophische Reflexion und auch alle Weltreligionen sind nichts anderes als eine Art Ausgleichsanstrengung, die den Schrecken des Todeswissens bannen soll.

Aus Schopenhauers Sicht kultivieren nicht das europäische Denken, sondern der bramahnische und der buddhistische Glaube den Verzicht auf den animalischen Willen zum Leben am besten. Für die europäisch-philosophische Tradition hebt Schopenhauer Epikur lobend hervor. Und fragt bohrend nach: Was genau fürchten wir am Tod? Ist es die Vorstellung, dass wir dann absolut nichts mehr sind? Das kann nicht sein, stellt Schopenhauer fest, denn dann müsste uns eigentlich auch der Gedanke an die Zeit *vor* unserer Geburt unheimlich sein. Auch vor der Geburt waren wir definitiv nicht bzw. nichts. Ist es also die Gewalt des Todes, das Faktum der Zerstörung des Organismus, gegen die sich unser

Lebenswille sträubt? Dergleichen spüren wir aber eher und wohl auch unangenehmer in Beschwerlichkeiten *vor* dem Tod.

»[H]ingegen der Tod selbst besteht für das Subjekt bloß in dem Augenblick, da das Bewußtsein schwindet, indem die Tätigkeit des Gehirns stockt. Die hierauf folgende Verbreitung der Stockung auf alle übrigen Teile des Organismus ist eigentlich schon eine Begebenheit nach dem Tode. Der Tod in subjektiver Hinsicht betrifft so allein das Bewußtsein. Was nun das Schwinden dieses sei, kann jeder einigermaßen aus dem Einschlafen beurteilen: noch besser aber kennt es, wer je eine wahre Ohnmacht gehabt hat [...] und ohne Zweifel ist wie der Schlaf der Bruder, so die Ohnmacht der Zwillingsbruder des Todes. Auch der gewaltsame Tod kann nicht schmerzlich sein; da selbst schwere Verwundungen in der Regel gar nicht gefühlt, sondern erst eine Weile nachher oft nur an ihren äußerlichen Zeichen bemerkt werden: sind sie schnell tödlich, so wird das Bewußtsein vor dieser Entdeckung schwinden: töten sie später; so ist es wie bei anderen Krankheiten.« (Schopenhauer 1844, 598)

Weder der Alterstod noch der gewaltsame Tod wären folglich als Zerstörung schlimm. Im Blick auf Hochbetagte, so Schopenhauer, müsse man ohnehin fragen: »Was bleibt da noch zu zerstören?« (Ebd.) Eines Tages sei eben dann ein Schlummer der letzte. Generell liege in der Aufrechterhaltung des Lebensprozesses mehr Anstrengung, als wenn man den Aufwand, weiterleben zu wollen, einstellen würde. So besehen sei der Tod womöglich eine Erleichterung.

Sterben zu müssen macht uns also zwar zwingend Angst. Der Tod aber ist im Grunde kein Übel, denn vernünftig betrachtet sträubt sich allein der falsche Lebenswille, der uns beherrscht. Das klingt nach antiker Sterbeethik, aber Schopenhauer argumentiert schärfer als Seneca oder andere stoische Positionen: Die Erkenntnis muss vollständig über den Willen zum Leben siegen – wie im Grunde unser Bewusstsein überhaupt verzichtbar ist. Denn subtrahieren wir die blinde Angst des animalischen Lebenswillens von unserem Weltbild, so Schopenhauer, gibt es keinen Grund mehr, an der persönlichen Fixierung darauf festzuhalten, ein bewusstseinsfähiges Individuum zu sein. Entweder ich betrachte mein individuelles Leben als Zufall, dann muss ich den Tod als sinnloses Ende fürchten. Oder aber ich sehe meine Entstehung als notwendig, und dann ist auch die Endlichkeit meiner selbst Teil dieser Notwendigkeit. Wieso sollte ich im letzteren Fall nicht sorglos mein irgendwann entstandenes Bewusstsein preisgeben? Will ich nicht alles für Zufall halten müssen, dann ist Sterblichsein die einzige Möglichkeit, die Ordnung der Welt wieder herzustellen, so spitzt Schopenhauer diese Überlegung zu:

> »Unsterblichkeit der Individualität verlangen heißt eigentlich einen Irrtum ins Unendliche perpetuieren wollen. Denn im Grunde ist doch jede Individualität nur ein spezieller Irrtum, Fehltritt, etwas, das nicht besser wäre, ja wovon uns zurückzubringen der eigentliche Zweck des Lebens ist.« (Schopenhauer 1844, 628)

Mit diesem Determinismus dreht Schopenhauer gewissermaßen die Weltverhältnisse um: Unser individuelles, auf Weiterleben versessenes Leben ist eigentlich nur eine Unterbrechung der »Palingenesie« – der unaufhörlichen Wiedergeburt der Welt, die wir durch unsere auf Endlichkeit und Todesangst angelegte Seinsweise verkennen. Schopenhauer fasst das in ein Bild. Er bezeichnet das individuelle, bewusste Menschenleben als Traum und spricht vom Tod als Wiedererwachen zu einem bewusstlosen, aber auch todlosen Leben. Es ist die *nicht* bewusste, sich ganz unabhängig von unserem Reflexionsvermögen als anonymer Lebenswille selbst erhaltende Welt, in die hinein man erwacht, wenn man sein endliches Bewusstsein verliert. »Überhaupt mag der Augenblick des Sterbens dem des Erwachens aus einem schweren alpgedrückten Traume ähnlich sein.« (Schopenhauer 1844, 599)

Wenn unser Bewusstsein im Sterben erlischt, erwacht das ungestörte, anonyme, nur noch stoffliche Leben: An diesen ungewöhnlichen Gedanken, dessen religiöse Potenziale Schopenhauer auskostet, muss man sich gewöhnen. Gerade jenseits des Bewusstseins, auf der Ebene des bewusstlosen, animalischen Willens, soll es eine substanzielle Unzerstörbarkeit des Menschen geben – allerdings keine Fortdauer im zeitlichen Sinne, denn Zeitbegriffe greifen nach dem Tod nicht mehr. Man könne, so Schopenhauer,

> »die Behauptung aufstellen, dass der Mensch zwar als Erscheinung vergänglich sei, das Wesen an sich desselben jedoch hievon nicht mitgetroffen werde, dasselbe also, obwohl man wegen der diesem anhängenden Elimination der Zeitbegriffe ihm keine Fortdauer beilegen könne, doch unzerstörbar sei. Demnach würden wir auf einen Begriff der Unzerstörbarkeit, die jedoch keine Fortdauer wäre, geleitet.« (Schopenhauer 1844, 631)

Alles Zerstörbare – Bewusstsein, Erkenntnis, Zeitbegriffe – hat seinen Sitz als sterbliche Materie im Hirn. Der Wille aber, ein zeitloses Drängen, bleibt. In Schopenhauers Worten:

> »Mit dem Tode geht ... zwar das Bewusstsein verloren, nicht aber das, was das Bewußtsein hervorbrachte und erhielt: das Leben erlischt, nicht aber mit ihm das Prinzip des Lebens, welches sich in ihm manifestiert.« (Schopenhauer 1844, 634)

Sterbliches Leben steht gegen unzerstörbares »Prinzip Leben«, wobei das Prinzip Leben jener blinde Trieb ist: eine physisch-stoffliche Angelegenheit. Das ergibt eine eigenartige, materialistische Ewigkeitsfigur. Wir werden durch einen illusorischen Lusttrieb ins Leben »hineingelockt«, schreibt Schopenhauer. Und durch eine illusorische Todesfurcht werden wir im Leben gehalten. Beides aber »entspringt unmittelbar aus dem Willen, der erkenntnislos ist«, und obwohl »nicht das individuelle Bewusstsein den Tod überlebt, so überlebt doch das, was sich gegen ihn sträubt: der Wille« (Schopenhauer 1844, 637).

Im Willen liegt die bewusstlose, aber eigentlich bleibende Realität: Wie Hegel bringt auch der Hegel-Gegner Schopenhauer an diesem Punkt die Gattung ins Spiel. »Als sich bejahender Wille zum Leben hat der Mensch die Wurzel seines Daseins in der Gattung.« (Schopenhauer 1844, 641) Wo Hegel allerdings gemeinschaftlichen Geist und gelebte Praxis mit dem Begriff »Gattung« bezeichnet, meint Schopenhauer den in den Körper eingelassenen animalischen Trieb.

Ist Todessehnsucht das Fazit dieser spätromantischen Lebensverneinung? Den Freitod propagiert Schopenhauer zwar nicht. Aber es sei das Vorrecht der Resignierten, willig, gern und freudig zu sterben, das eigene Dasein also zu verneinen und erlöschen zu lassen. In entspanntem Gleichmut.

4.2 Soziologisierung des Todes

Für den Tod im Kollektivmaßstab interessiert sich nicht nur die idealistische Philosophie, sondern auch die staatswissenschaftliche Bevölkerungsforschung. Bereits im 18. Jahrhundert ist vor allem in Frankreich, England, Österreich und Preußen die Populationsforschung entstanden: Aus der zählenden und messenden Empirie der mit wachsenden Verwaltungs- und Steuerungsaufgaben befassten Nationalstaaten formt sich ein eigenes mathematisches, nationalökonomisches und politisch-rechtliches Gebiet heraus. Im deutschsprachigen Raum heißt die dazugehörige Universitätsdisziplin erst einmal »Policeywissenschaft« (Stolleis 1988; Rassem/Stagl 1994), in Frankreich spricht man schon früh nicht nur im Sinne von Staatsbeschreibung, sondern in einer mathematischen Bedeutung von »Statistik«. Nach 1800 entsteht aus dem Studium der Bevölkerung, und zwar mit dem Anspruch, eine neue Naturwissenschaft zu werden, die »soziale Physik« – oder auch, dieser Name wird sich durchsetzen, die »Soziologie«.

Mit ihrem Blick auf die Bevölkerung als großen Organismus, der ein Eigenleben besitzt, dessen Dynamik verborgenen Regeln folgt, kann man die entstehende Soziologie ebenfalls als eine Lebenswissenschaft bezeichnen (Gehring 2009). Eine Todeswissenschaft ist sie aber jedenfalls auch. Denn mit den Geburten- und Sterberegistern der Pfarrer und Totengräber hat die Betrachtung der Population als eine Art Großkörper begonnen, der sich, einem Organismus nicht unähnlich, in der Zeit tatsächlich als *Ganzes* entwickelt – quantitativ und in seinen Eigenschaften. Der Tod des Einzelnen tötet gerade nicht die Gesellschaft, im Gegenteil: Nur aus dem Zusammenspiel von Sterben und Geburt kann sie sich entwickeln und erneuern. Dennoch zeigt die Todesstatistik Probleme für das »Leben« des Ganzen an. Daher erscheint es schlüssig, dass die Bevölkerungsforschung mit der Sterbestatistik, die Sozialforschung nach 1800 mit den Gefahren für die Bevölkerungsentwicklung und die moderne Soziologie im Jahr 1897 mit Émile Durkheims Studie über den Selbstmord beginnt.

Das Ineinander von Leben und Tod ergibt »Entwicklung«: *Organische* Entwicklung, *historische* Entwicklung, *geistige* Entwicklung. Letztere, der philosophische Entwicklungsbegriff namentlich Hegels, wird für das 19. Jahrhundert nicht bestimmend bleiben. Gleichwohl strahlt der Grundgedanke, dass zwei gegensätzliche Pole eine Entwicklung treiben, noch nach der Romantik auf das Denken der Geschichte und auf die Gesellschaftstheorie aus. Hegels Schüler, nicht zuletzt Karl Marx und Friedrich Engels, bauen Hegels Analyse der bürgerlichen Gesellschaft in eine materialistische Theorie der sozialen Widersprüche um: Aus wachsenden Klassengegensätze entstehen Kämpfe und diese führen in die Revolution. Die Materialität der Gesellschaft ruht bei Marx und Engels auf den physischen Körpern der Menschen auf, letztlich ist die Gesellschaft aber weder »Geist« noch ein großer Organismus, sondern sie ist ein Zusammenhang ökonomischer Natur. Ob Gesellschaftsanalyse daher (allein) die Materialität des Wirtschaftens betrachten muss, bleibt freilich umstritten. Was sich in der Wissenschaft wie in der Politikberatung des 19. Jahrhunderts durchsetzt, sind unterschiedliche, gerade auch die Menschenkörper zählende und messende Formen der sozialwissenschaftlichen Empirie. Es wird gewissermaßen die ganze Physis der Gesellschaft befragt – von den statistischen Eigenschaften jener Gesamtheit namens Population bis zu den Körpern der Individuen, aus denen sie besteht. Und der Blick gilt Prozessen: Wie *entwickelt* sich die Bevölkerung unter welchen äußeren Bedingungen?

Auguste Comte, ein mathematisch-technisch ausgebildeter Universalgelehrter, der von 1820 an ein eigenes »System« des »positiven«, nämlich: wirklichkeitsgerechten Denkens zu entwerfen beginnt, erfindet den Namen »Soziologie« für die Wissenschaft, die der sozialen Wirklichkeit im Ganzen nachgehen soll. Mit Blick auf den Gesellschaftskörper prägt er auch den Ausdruck »soziale Physik«.

Comte entwirft ein verschachteltes Gesamtbild der sozialen Entwicklung der Menschheit und legt ein darunterliegendes Drei-Stadien-Gesetz frei: Die Menschheit durchläuft erst das theologische, dann das metaphysische Stadium und wird schließlich das positive Stadium erreichen. Im historisch bevorstehenden »positiven« Stadium wird sich die Wissenschaft nur noch auf Beobachtung und unveränderliche Naturgesetze gründen und die Politik sich nur noch nach wissenschaftlichen Einsichten sowie einem strengen Pflichtgedanken richten. Innerhalb der Wissenschaften sieht Comte eine Stufung vom Einfachen hin zum Komplexen: Nach Mathematik, Astronomie, Physik und Chemie folgen die Biologie – hier meint Comte unter anderem die Physiologie Bichats (vgl. Fuchs-Heinritz 1998, 155) – sowie die mit dieser eng verbundene »Soziologie« als Wissenschaft der gesellschaftlichen Gesetzmäßigkeiten im Ganzen. In der von Comte entworfenen Gesellschaftsordnung herrscht soziale Solidarität, eigensüchtige Triebe müssen unterdrückt werden. Nicht in metaphysischen Illusionen, sondern allein in der Gemeinschaft erfülle sich das Streben nach ewigem Leben.

> »Da das Individuum sein Leben nur durch die Gattung zu verlängern vermag, wird es so dazu geführt, sich möglichst vollständig in sie einzugliedern, indem es sich zutiefst mit deren nicht allein gegenwärtiger, sondern auch vergangener und zukünftiger Existenz verbindet.« (Comte 1844, 157)

Comte befasst sich in dem von ihm entworfenen altruistischen Szenario auch mit der Bedeutung der Generationenfolge für das soziale Ganze. Die Menschen, die in der Vergangenheit gelebt haben, sowie die zukünftigen Menschen gehören zur gegenwärtig lebenden Gesellschaft hinzu, und zwar in einem durchaus wesentlichen Sinn – wir leben gleichsam mit den noch nicht und nicht mehr Lebenden zusammen. Über den Tod hinweg verwirklicht sich so zwischen den Generationen, auch dank verbindlicher Erziehung der Kinder durch die Eltern, das Soziale als eine Ordnung übergreifender Art. Im positiven Stadium glaubt niemand mehr an das vom Christentum behauptete Leben nach dem Tod.

Dennoch müssen wir aus der Sozialordnung nicht herausfallen, wenn wir sterben – eben auf diese Botschaft gründet Comte eine eigene, soziologisch begründete Todesmoral.

Schon früh verwirft er den Selbstmord als »antisozialen Brauch« (Comte 1830 ff., 323). Im Spätwerk schlägt er dann einen neuen religiösen Kult vor, der alle Mitglieder der Gesellschaft – des »Grand-Être« oder »Être-Suprême« – »reinigen und enthusiasmieren« soll (Comte 1851, 339)und welcher der über den Tod fortdauernden Zugehörigkeit des Individuums zum großen Ganzen, als dem »Großen Wesen«, Rechnung tragen soll. Nicht alle Toten allerdings sind in dieser Weise Teil des Sozialen – sondern nur diejenigen, die moralisch verdienstvoll gelebt haben. In einem *Catechisme positiviste* schlägt Comte 1952 daher vor, im Rahmen seiner soziologischen Religion ein neues Sakrament zu schaffen (vgl. dazu und zum Folgenden Fuchs-Heinritz 1998, 248 ff.). Sieben Jahre nach Tod und Bestattung soll die feierliche *incorporation* vorgenommen werden, die »Eingliederung« oder wörtlich auch »Einverleibung« also. Priester der neuen Religion entscheiden, ob der oder die Tote »subjektive Unsterblichkeit« (*immortalité subjective*) erlangen soll. Falls ja, wird der Leichnam feierlich zu einem Grab in einem heiligen Wald überführt und in der Nähe eines eigens errichteten Tempels der *Humanité* endgültig bestattet. Verbrecher, unsittliche und eigennützige Individuen hingegen kommen nicht in den Genuss dieser Sicherung der sozialen Fortexistenz. Sie werden auf andere Weise begraben.

Comte denkt also an eine rituelle Aufnahme des Toten in eine unsterbliche Gemeinschaft – ohne einen Gottes- oder überhaupt Jenseitsbezug vorzusehen. Zwar gibt es eine Art Leben nach dem Tod. Dieses realisiert sich jedoch allein, weil der Einzelne in den Erinnerungen, im Handeln und in den Gefühlen der anderen bewahrt wird und so die soziale Beziehung weiterlebt. Das Verhältnis zwischen Leben und Tod betrachtet der positivistische Soziologe nicht als eines des Kampfes, sondern als eines der potenziellen moralisch-praktischen Balance. Comtes Vorstellung von der Kette der Generationen richtet sich einerseits auf den materiellen Sozialkörper, der Regeln ausprägt, die Naturgesetzen ähneln, sieht andererseits aber eine Mitgliedschaft im Sozialen vor, die dem geistigen Weiterleben gleicht. War bei Kant die Menschheit ein moralisches Prinzip – man muss die Menschheit in jedem Einzelnen achten –, so ist bei Comte die Menschheit (*humanité*) ein großes sozialstoffliches Etwas, welches auch die Toten umfasst.

Die Soziologie des 20. Jahrhunderts hat Comtes spätes Projekt einer soziologischen Religionsgründung mit jenem Kult um Generationenfolge und Weiterleben der Toten eher als peinlich empfunden und verschwiegen (vgl. Fuchs-Heinritz 2007, 17). Neben Hegel und Schopenhauer ist jedoch auch diese, die soziologische Spielart einer innerweltlichen, mit den Naturwissenschaften in Einklang gebrachten Ewigkeit durchaus zeitgemäß. Comtes Versuch ist radikal, aber er steht nicht allein. Auch der britische Soziologe Herbert Spencer sieht den Einzelnen – Organismus, Psyche, Vernunft wie auch, ganz analog, das organische Ganze der Gesellschaft – als Resultate von Entwicklung und lässt den Tod des Einzelnen aufgehen in den sozialen Bestand. Für Spencer gehorcht jedoch das Soziale denselben Ausdifferenzierungsregeln wie die ihm zugrunde liegende Biologie: So wie sich einerseits Komplexität aufbaut, müssen andererseits alle komplizierten Aggregate auch wieder zerfallen. Im Bereich des Organischen ist das ein früher oder später stets eintretender Tod des Individuums, den aber das Soziale überdauert.

4.3 Der Tod der Arten

Neben den soziologischen Theorien beherrscht die Biologie das Entwicklungsdenken im letzten Drittel des 19. Jahrhunderts. Anstoß dafür ist Charles Darwins Werk *On the Origin of Species by Means of Natural Selection, or the Preservation of Favoured Races in the Struggle for Life*, also: *Über den Ursprung der Arten durch natürliche Zuchtwahl oder die Erhaltung der begünstigten Rassen im Kampf ums Dasein*. Darwins Buch erscheint 1859 und hat einen präziseren Gegenstandsbereich als die soziologischen Universaltheorien von Comte und Spencer. Es geht ihm ausschließlich um die Entstehungs- und Entwicklungsmechanismen der natürlichen Artenvielfalt im Tierreich – ohne gesonderte Behandlung des Menschen. Darwin legt außerdem eine deutlich andere Theorie der Entwicklung zugrunde als die bisherige philosophische der soziologische Theorie – also etwa Schellings und Hegels Prozessphilosophien oder Comtes Drei-Stadien-Modell bzw. Spencers Theorie der organischen Ausdifferenzierung. Auch Darwins Thesen über die Mechanismen der Entwicklung der Arten enthalten allerdings – teils indirekt – eine interessante Konzeption des Verhältnisses von Leben und Tod.

Kann man den Gedanken wirklich beiseiteschieben, so fragt Darwin im vierten Kapitel seines Buchs, dass »in dem großen und verwickelten Kampf ums Leben« zuweilen für alle Lebewesen vorteilhafte »Abänderungen« der im Laufe der Generationen weitergegebenen Eigenschaften vorkommen? Und muss man nicht erstens zugeben, »daß offenbar viel mehr Individuen geboren werden als möglicherweise fortleben können«, und zweitens sich eingestehen, dass vorteilhaft ausgestattete Individuen »die meiste Wahrscheinlichkeit haben, die anderen zu überdauern und wieder ihresgleichen hervorzubringen« (vgl. Darwin 1859, 414)?

Die einfache Rechnung – es werden natürlicherweise offenbar viel mehr Lebewesen (auch Menschen) geboren, als dann nachher überleben und auch überleben *können* – ist zu Darwins Zeiten nicht neu. Schon 1792 hatte der englische Ökonom Robert Malthus Aufsehen erregt, indem er nachwies: Würden alle geborenen Menschen auch erwachsen, fehlte es binnen kurzem auf der Erde an Nahrung für die Menschheit. Der Tod der Schwachen und Kranken muss daher – so Malthus – als nützlich betrachtet werden, er sichert den Gesunden und Kräftigen den Wohlstand. Bei Darwin erhält die Sache jedoch einen anderen Akzent. Darwin interessiert sich nicht für das Mengenproblem als solches, sondern er fragt nach den Mechanismen, mit welchen die Natur ihre Auswahl trifft, sowie danach, wie diese Mechanismen (neben dem Einfluss auf die Kopfzahl der Mitglieder einer Population) für die Entwicklung langfristig vorteilhafter Merkmale ganzer Arten sorgen. Es gibt eine *»Natural Selection«*, eine natürliche Auswahl, so Darwins Hypothese.

> »Man kann figürlich sagen, die natürliche Zuchtwahl sei täglich und stündlich durch die ganze Welt beschäftigt, eine jede, auch die geringste Abänderung zu prüfen, sie zu verwerfen, wenn sie schlecht, und sie zu erhalten und zu vermehren, wenn sie gut ist.« (Darwin 1859, 417)

Still und leise sorgt also ein permanenter Prüfmechanismus für die Vervollkommnung »eines jeden organischen Wesens« in Bezug auf seine Lebensbedingungen. Die andere Seite dieser natürlichen Prüfung aber nennt Darwin im Text fast durchgehend nicht »Tod«, sondern »Verwerfung« oder aber »Zerstörung« (*destruction*). Vielfach kommen etwa Eier oder Samen gar nicht erst zur Reifung. Aber auch »eine ungeheure Zahl reifer Tiere und Pflanzen« wird, gut angepasst oder nicht,

»jährlich durch zufällige Ursachen zerstört« (Darwin 1859, 419), ohne dass dies für die Spezies irgendwie hilfreich wäre. Gleichwohl wird dieses Zerstörungsgeschehen das Gesamtergebnis haben, dass

> »die am besten angepaßten Individuen, unter der Voraussetzung, daß überhaupt Variabilität in einer günstigen Richtung eintritt, ihre Art in größeren Zahlen fortzupflanzen streben als die weniger gut angepaßten« (Darwin 1859, 419).

Anders gesagt: Die dem Überleben günstigeren Eigenschaften setzen sich durch. Darwins Ansatz ist differenziert. Zum einen sind es nicht einfach die Eigenschaften, sondern nur die Neuerungen, bei denen die natürliche Selektion ansetzt. Es gibt eine natürliche »Variabilität«: Die Natur ist voller kleiner und größerer Abweichungen – und nur an diesen Abweichungen entscheidet sich die Chance einer zufälligen Verbesserung. Wenn Darwin vom »Kampf« ums Existieren spricht, handelt es sich so besehen um eine Metapher: Es geht nicht primär darum, dass alle Lebewesen einander bekämpfen oder auch nur direkt miteinander konkurrieren würden (um Wasser, Luft, Nahrung). Der Kampf ums Dasein ist vielmehr eine Art langfristiger Innovationswettbewerb auf der Ebene der Arten. *Natural Selection* funktioniert nicht dank der Erhaltung von Individuen als solchen, sondern »durch die Erhaltung irgendwie vorteilhafter Abänderungen, welche folglich die anderen überdauern« (Darwin 1859, 432). Die Individuen sind nur als Merkmalsträger relevant.

Zum anderen gibt es eine oft übersehene Zweiteilung in Darwins Modell. Der Kampf ums Existieren (der Arten) und auch das Wirksamwerden der natürlichen Zuchtwahl finden nämlich nicht nur dort statt, wo es um das Dasein einzelner Individuen geht (sterbender Nachwuchs, Aufwachsen der Halbwüchsigen, Fortleben der Erwachsenen) sondern auch auf einer Ebene, die bei Darwin »*Sexual Selection*« heißt, also geschlechtliche Auswahl:

> »Diese Form der Zuchtwahl hängt nicht vom Kampf ums Dasein in Beziehung auf andere organische Wesen oder auf äußere Bedingungen ab, sondern von einem Kampf der Individuen des einen Geschlechts, meist der Männchen, um den Besitz des anderen Geschlechts. Das Resultat desselben besteht nicht im Tod, sondern in einer spärlicher oder ganz ausfallenden Nachkommenschaft des erfolglosen Konkurrenten.« (Darwin 1859, 419)

Kampf um den Besitz des anderen Geschlechts – damit ist gemeint: die Chance, sich fortzupflanzen und die eigenen Eigenschaften zu vererben. Die Selbstverständlichkeit, mit der Darwin hier das Schema einer (aktiven) Männchenkonkurrenz um (passive) Weibchen verwendet, spiegelt deutlich das Geschlechterbild des 19. Jahrhunderts wider. Beerkenswert ist aber auch, wie die beiden Formen der Selektion – *natural* und *sexual* – eine eigentümliche Parallele herstellen zwischen dem (individuellen) Tod auf der einen Seite und der Sexualität, der Fortpflanzung, dem Erzeugen von Nachwuchs auf der anderen Seite. Der Tod des Einzelnen schadet oder nützt der Qualität der Art auf ganz analoge Weise, wie es der Qualität der Art schaden oder nützen kann, wenn es nicht zu Nachwuchs kommt. Leben und Zeugen, Sterben und Zeugungsunfähigkeit haben denselben Wert.

Darwin kreiert eine Evaluationsperspektive, die den individuellen Tod gleichsetzt mit allen anderen Ereignissen, die für die Entwicklung der Art denselben Effekt haben. Es zählt die funktionale Äquivalenz. Hierzu passt Darwins auffälliger Sprachgebrauch, dem zufolge die Individuen einer Art nur »zerstört« werden und nicht sterben. Auf den Tod des einzelnen Merkmalsträgers wird derjenige Terminus übertragen, den Darwin verwendet, um den Untergang von Erbmerkmalen zu bezeichnen. Und so heißt der individuelle Tod nicht Tod. In anderem Zusammenhang spricht Darwin allerdings sehr wohl von Sterben und Tod – und zwar dort, wo es um die biologische Einheit der »Art« im Ganzen geht. Nach Darwin sind Arten kein Lebewesen. Sie sind eine Merkmalspopulation, ein Ensemble von Wahrscheinlichkeitswerten. Umso interessanter, dass in *Origin of Species* durchweg vom »Überleben«, »Sterben« und »Aussterben« der Arten die Rede ist. Auch der berühmte Untertitel Kampf ums Dasein heißt auf dem Buchtitel nicht »*struggle for existence*«, sondern *Struggle for Life*, also Kampf um Leben. Gemeint ist das Leben der Arten, zu welchem – anders kann es nicht gemeint sein – die Einzelnen den im Buch geschilderten funktionalen Beitrag leisten.

Tatsächlich wird in Darwins Buch der Einsatz der Wörter »Leben« und »Tod« durchweg von der Individualebene abgezogen und auf die Ebene eines quasi kollektiven Todes verschoben. »Gestorben« sind so beispielsweise diejenigen biologischen Arten, die wir nur aus Versteinerungen kennen: »Die Geologie«, so Darwin, zeige uns, »in welch ausgedehntem Grade das Aussterben bereits in die Geschichte der organischen Welt eingegriffen« habe. Führe natürliche Zuchtwahl einerseits zur Vervollkommnung der Überlegenen, so führe sie andererseits eben »zu starkem Aussterben der minder vollkommenen und der mittleren Lebensformen« (vgl. Darwin 1859, 446).

Machen wir uns klar, wie sehr es sich bei der Rede vom »Leben« der Art bei Darwin um eine Übertragung der Begriffe handelt. Wenn eine Mückenart, nehmen wir an: durch Nichtfortpflanzung, »stirbt«, so stirbt unter Umständen keine einzige Mücke mehr oder frühzeitiger, als wenn diese Art »weiterlebte«, weil es Nachkommenschaft gibt. Ebenso kann das Weiterleben einer Population unter Umständen mit einer Vielzahl von Sterbenden und Toten auf der Ebene der Mitglieder dieser Population einhergehen. Vielleicht sollte man auch nicht von einer Übertragung, sondern besser von einer Zweiteilung und Aufspaltung des Todeskonzepts sprechen. Das Wort Tod wird im Entwicklungsdenken Darwins unabhängig von der Frage des Todes von Individuen noch einmal gesondert auf das biologische (und zwar: das vererbliche) Leben ganzer Populationen anwendbar gemacht.

In Darwins Evolutionstheorie können wir folglich – auch wenn sie explizit keine Theorie des Todes entfaltet – eine begriffliche Umbesetzung und wohl auch Umbewertung des individuellen Todes erkennen. Der Tod des Individuums wird in einem Szenario der Fortzeugung von Leben – man könnte sagen: verrechnet. Das Einzelnsein des Einzelnen hebt sich nicht in die Gattung hinein »auf« (wie bei Hegel), es erlischt auch nicht, so dass nur der blinde Lebenswille bleibt (wie bei Schopenhauer), und es soll auch nicht nach dem Tod in die als physische Gemeinschaft verstandene Menschheit »inkorporiert« werden (wie bei Comte). Vielmehr wird der individuelle Tod im Zeichen der Frage, welche Merkmale in die Gattung Eingang finden, quasi zu einer dienenden Funktionsgröße für Leben und Überleben. Gemeint sind Merkmalskonstanz und Merkmalswandel (im Hinblick auf Qualitäten der Spezies). Dennoch spricht Darwin in existenziellen Begriffen von der *Sterblichkeit* der Art.

Das ist bedeutsam, denn das neue Vokabular rüttelt auf. Und wo nicht von Mücken, sondern von Menschen die Rede ist, müssen »Chancen« oder »Gefahren« für ein Überleben der Art oder gar der »Rasse« politisch mobilisierend wirken. Auch wenn streng nach Darwin lediglich von einem statistischen Sachverhalt die Rede sein kann: Auf die »Art« oder auch auf die »Rasse« bezogene Maßnahmen aller Art – bis hin zu Tötungen – können mit dieser Verschiebung des Todesmotivs hin zum Leben und Sterben der Arten nur mehr als Maßnahmen *um des*

Lebens willen und nicht mehr als Tötungen erscheinen. Michel Foucault spricht in diesem Zusammenhang von »Bio-Macht«, einer spezifisch modernen »Macht, deren höchste Funktion nicht mehr das Töten, sondern die vollständige Durchsetzung des Lebens ist« (Foucault 1976, 166). Die Epoche des Lebens läuft auf die Populationshygiene, auf eine Wissenschaft namens Eugenik und überhaupt auf eine Überlagerung des Todes durch die Überlebensfrage hinaus.

4.4 Der Tod als Lebensfunktion

In den Jahren 1882 und 1884 – der Darwinismus ist öffentlich weiter hoch umstritten, aber in den Naturwissenschaften weitgehend akzeptiert – publiziert der Vererbungsforscher August Weismann zwei Aufsätze: *Ueber die Dauer des Lebens* und *Ueber Leben und Tod.* in denen er die entwicklungsbiologische Perspektive auf die Todesfrage weiterdenkt.

Weismanns Ansatzpunkt ist die empirische Beobachtung, dass die verschiedenen Arten der Lebewesen äußerst unterschiedlich lang leben. Manche Fliegen leben nur einen Tag lang, viele Insekten nur wenige Wochen, Hunde im Schnitt acht Jahre, Pferde wie auch Kröten vierzig, der Mensch achtzig, bestimmte Schildkröten und Walfische mehr als hundert Jahre. Weder die Körpergröße noch das Tempo der Stoffwechselprozesse noch die Kompliziertheit des inneren Baues der jeweiligen Arten erklären das. Weismann schlägt daher vor, die Perspektive der Art als Ganzer einzunehmen. Für die Art komme es lediglich darauf an,

> »dass die *Leistungen des Individuums für die Erhaltung der Art in ihr gesichert werden.* Diese Leistungen bestehen in der Fortpflanzung, in der Hervorbringung eines für den Bestand der

> Art genügenden Ersatzes der durch Tod abgehenden Individuen« (Weismann 1882, 11).

Ein klar darwinistischer Standpunkt: An der Doppelfrage von Todesrate und Fortpflanzungserfolg der Individuen einer Art entscheidet sich die Erhaltung der Art. Weismann schließt nun eine kühne Überlegung an: »Sobald das Individuum seinen Beitrag zu diesem Ersatz«, gemeint ist der Ersatz der sterbenden Individuen der Population,

> »geleistet hat, hört es auf, für die Art Werth zu haben, es kann zur Ruhe gehen, es hat seine Pflicht erfüllt. Nur dann behält es noch länger Interesse für die Art, wenn *Brutpflege* hinzukommt, wenn die Aeltern ihre Sprösslinge nicht blos einfach in die Welt setzen, sondern auch noch eine Zeit für sie sorgen, sei es, dass sie dieselben nur *beschützen*, sei es, dass sie sie zugleich auch *ernähren*, oder schliesslich sie noch in höherer Weise zum selbständigen Leben heranziehen, indem sie sie *unterrichten*. Letzteres kommt nicht blos beim Menschen vor, sondern [...] auch [...] bei den Thieren; die Vögel *lehren* ihre Jungen das Fliegen.« (Weismann 1882, 11)

Es sei also zu erwarten, so Weismann weiter, dass das Leben des Individuums einer Art die Fortpflanzungszeit nicht erheblich überdauere. Sind die Jungen lebensfähig, sterben die Eltern? So einfach sei die Sache nicht. Es gebe ja keine Tierart, »die nicht der Zerstörung durch Zufälligkeiten ausgesetzt wäre« – neben Hunger und Feinden etwa Schmarotzer und Krankheiten. Solche zufälligen Randbedingungen scheine aber die Natur quasi mit einzukalkulieren, wenn sie die durchschnittliche Lebensdauer der Lebewesen einer Art entstehen lässt. Gefolgert werden muss also, dass die Natur nicht etwa jede Art so lange leben lässt, wie es nur irgend geht. Vielmehr gibt sie jeder Art nicht mehr Zeit als zur Arterhaltung nötig. In Weismanns Worten:

> »[E]s folgt [...] der auf den ersten Blick überraschende Satz, dass die Tendenz der Natur nicht etwa darauf ausgeht, den Individuen im reifen Zustand ein möglichst langes Leben zu sichern, sondern im Gegenteil dahin, die Fortpflanzungs- und damit also auch die Lebensdauer so kurz zu normiren, als nur irgend möglich.« (Weismann 1882, 13)

Es herrschte damit ein Prinzip des Minimalaufwands: nicht mehr Individualleben als für das Überleben nötig. Die Zerstörungsrate der Brut sehr großer Vögel etwa ist hoch – dem entspricht, dass Steinadler und Geier lange leben. Tiere, die sehr fruchtbar sind, deren Junge aber auch in großer Zahl überleben, leben entsprechend kürzer – wie man an Maus, Kaninchen, Schwein und insbesondere den Insekten sieht. Bei den Insekten zeigt sich auch, dass das Erwachsenenstadium (die Periode der Fortpflanzung) nach einer unter Umständen langen Zeit des Larvendaseins sehr kurz sein kann. Als schlagenden Beweis für seine These führt Weismann die Bienen, Wespen, Ameisen und Termiten an. Hier leben Weibchen und Männchen unterschiedlich lang, und dies wiederum hat, so Weismann, direkt mit der Art ihrer Fortpflanzung zu tun. Weibliche Bienen und Ameisen sind für die Brutpflege zuständig, sie leben im Schnitt mehrere Jahre. Die männlichen Tiere hingegen haben keine andere Funktion für die Reproduktion der Population als den Vollzug des Geschlechtsakts selbst. Ihre Lebenserwartung beträgt nur wenige Wochen – und dies nicht, weil es ihnen an Nahrung fehlte oder sie von weiblichen Artgenossen verdrängt würden, sondern auch im Labor. Fazit also: Die Fälligkeit des Todes hat einen auf die Reproduktion der Art bezogenen Sinn. Es muss eine direkt auf die Fortpflanzungsaufgabe und auf die Arterhaltung bezogene Funktion der Lebensdauer geben.

Weismann setzt seine Überlegungen mit der schlichten Frage fort: Warum gibt es ihn überhaupt, den Tod? Die Vermutung, es handele sich um so etwas wie eine Abnutzung der Zellen, sieht er durch die moderne Zellforschung erübrigt. Zellen können sich im lebenden Organismus über Jahre hinweg problemlos regenerieren. Im Prinzip, so Weismann, sehe er keinen Grund, warum »der Organismus nicht auch ewig fort ſunktionieren könnte« (Weismann 1882, 27). Der Tod habe also keine Ursache im Zellenleben selbst, sondern resultiere aus einer den Zellen gleichsam eigens auferlegten Begrenzung ihrer Vermehrungsfähigkeit. Der Nutzen des Todes, so Weismann weiter, liege wohl darin, dass ewig lebende Individuen auf die Dauer zunehmende äußere Schäden haben würden. Abgenutzte Individuen aber sind »werthlos für die Art, ja sogar schädlich, indem sie Besseren den Platz wegnehmen« (Weismann 1882, 28). »Ich glaube nicht«, so bringt er seine These auf den Punkt,

> »dass das Leben deshalb auf ein bestimmtes Maass der Dauer gesetzt ist, weil es seiner Natur nach nicht unbegrenzt sein könnte, sondern weil *eine unbegrenzte Dauer des Individuums ein ganz unzweckmäßiger Luxus wäre.*« (Weismann 1882, 29)

Der Gedanke ist abenteuerlich: Der Tod ist physiologisch in keiner Weise notwendig, sondern stellt lediglich eine evolutionär zweckmäßige Zusatzeinrichtung dar. Und mehr noch: Aus dem Blickwinkel der Natur ist unbegrenztes Leben – obzwar sie es hervorbringen könnte – nichts anderes als unzweckmäßiger Luxus. Was im Umkehrschluss heißt, dass wir die Endlichkeit unseres Lebens wie überhaupt das Faktum, dass es *Einzelleben* gibt

– zeitliche Individuen, Wesen mit Lebensanfang und Tod – der Sparsamkeit der sich entwickelnden Natur verdanken. Die sterbliche Existenz ist weder ein gottgegebenes Faktum noch purer Zufall, sondern sie entspringt einem ökonomischen Kalkül der Evolution.

Zwingend gehören schließlich auch die vertrauten Notwendigkeiten der Fortpflanzung ins selbe Bild: Dass es Individuen gibt – mit einer begrenzten Lebensspanne –, hängt offenbar mehr oder weniger direkt mit der zweigeschlechtlichen Fortpflanzung zusammen. Einfache Zellteilung beispielsweise bedarf keiner Paarung. Nur die sexuelle Fortpflanzung basiert auf der Begegnung getrennter Individuen und einer darauf beruhenden, bestimmten, durchschnittlich stabilen Vermehrungsfrequenz.

Diesen Aspekt, dass Sterblichkeit und Fortpflanzungsmodus logisch eng zusammenhängen, analysiert Weismann ebenfalls genau. Keineswegs alle Organismen seien ja sterblich, stellt er fest. Man betrachtet etwa die Amöben, Einzeller, die sich durch Abspaltung eines Teils ihrer selbst vermehren. Meist werde dieser Prozess so gedeutet, als sterbe hier die alte Amöbe und bringe zwei neue aus sich hervor. Das aber, so Weismann, ist falsch:

> »Wo ist denn die Leiche? Was stirbt denn ab? Nichts stirbt ab, sondern der Körper des Thiers zertheilt sich in zwei nahezu gleiche Stücke, von nahezu gleicher Beschaffenheit, von denen also jedes dem Mutterthier vollkommen ähnlich ist, von denen jedes, wie dieses, weiter lebt und sich später, wie dieses, wieder in zwei Hälften theilt. Hier kann doch höchstens in *figürlichem Sinn* von Tod die Rede sein.« (Weismann 1882, 30)

Weismann zufolge sehen wir bei den Amöben »die Continuität des Lebens in gleicher Form« (Weismann 1882, 31). Der Einzeller sei nicht zuletzt einfach zu simpel aufgebaut, um zu sterben. Allenfalls könne er durch äußere Gewalt zerstört werden, was beim Einzeller natürlich ebenso wie bei komplexeren Wesen vorkommen kann. Das ergibt einen zusätzlichen Aspekt jenes als biologische Errungenschaft neu betrachteten Todes: Erst das komplexe Wesen mit einem vielzelligen inneren Zusammenspiel kann nach Weismann »sterben«. Der Tod wäre demzufolge eine späte, mit dem Schritt vom Einzeller zur Entstehung der komplexen Wesen verbundene evolutionäre Errungenschaft.

In einem 1884 erschienenen Aufsatz *Ueber Leben und Tod* verteidigt Weismann seine These, dass die sich durch Teilung vermehrende Amöbe keinen natürlichen Tod kennt, sondern nur den Fall der Zerstörung, gegen Einwände des Biologen Götte, der den Begriff Tod doch auch auf die Phasen der Zellteilung anwenden will. Götte bringt eine Art Identitätsargument: Im Laufe der Zellteilung werde der Zellinhalt zum »Keim« und produziere gleichsam einen Nachfahren: Es komme bei der Teilung zu einer Verjüngung und die zerteilte Zelle sei nicht mehr dasselbe Individuum wie die unzerteilte Zelle vorher. So gehe auch die Zellteilung mit Tod und Neuanfang einher. Weismann hält dem ein nicht auf Identität, sondern auf den Lebensprozess bezogenes Todeskonzept entgegen: Der Tod sei derjenige »Stillstand des Lebens, dem eine Wiederaufnahme des Lebens, sei es im Ganzen, sei es in einzelnen Theilen, auf die Dauer nicht nachfolgen kann«, er sei – kurz – der »*definitive* [...] *Stillstand*« (Weismann 1884, 131). Das liege bei der Zellteilung nicht vor. Wenn Götte bereits die Zellteilung als Tod bewerte (mit der Fortpflanzung als Todesursache), wie wolle er dann die physische Zerstörung einer Zelle, etwa der Amöbe, durch äußere Gewalt bezeichnen? Sei dieser stoffliche Tod ein zweiter Typ von Tod? Eine solche Verdoppelung des Todesbegriffs sei völlig unsinnig, der Tod sei nichts anderes als der »*unwiderbringliche Verlust des Lebens*« (Weismann 1884, 154 f.).

Weismanns Position ist damit klar: Einfache Zellteilung – asexuelle Fortpflanzung ohne Befruchtung wie bei den Einzellern und ja auch bei etlichen Pflanzen – ist eine Form der Vermehrung, die Todlosigkeit impliziert. »Sterben« im präzisen Sinne des Wortes können nur differenzierte, zusammengesetzte Organismen. Komplexe Organismen, die Individuen ausprägen und tatsächlich ein endliches Leben und einen Tod besitzen, sind Lebewesen, die aus Körperzellen bestehen – und offenkundig ist dieser Typ von Zellen sterblich. Sie tragen als ungefähre Begrenzung der Generationenspanne »den Keim des Todes in sich« (Weismann 1882, 29), wie es im Text pathetisch heißt. Eine Besonderheit allerdings gebe es, so hebt Weismann hervor. Dies seien die Keimzellen der höheren Organismen – also die Samenzellen und Eizellen, die als die unmittelbaren Träger der Fortpflanzung im Sexualakt weitergegeben werden. Anders als der Rest des sterblichen Körpers seien Samen- und Eizellen, so die Deutung Weismanns, von jenem Zelltyp, der unsterblich ist. Die evolutionäre Begrenzung der Lebensdauer beträfe so gesehen zwar den Organismus, aber der Stoff, mit dem sich Organismen fortpflanzen, vermehrte sich noch unbegrenzt. Im Zentrum des sexuellen Reproduktionsmechanismus – in der Keimsubstanz – wäre so ein physisches Stück Ewigkeit bewahrt.

Für Weismann gehören zweigeschlechtliche Fortpflanzung und Tod auf konsistente Weise zusammen. Schwierig ist freilich die Frage, was aus was folgt. Ist die Sexualität entwicklungsgeschichtlich gesehen eine Folge der Sterblichkeit – rettet sie sozusagen den Bestand der Art, nachdem der Tod über die komplexeren Lebewesen gekommen ist? Oder ist der Tod eine Folge jenes besonderen Fortpflanzungswegs, bei welchem nur zwei Exemplare einer Art gemeinsam das Leben kontinuieren können? Weismann argumentiert hier erneut gegen Götte, der den Tod als immer schon vorhandene Konstante allen Lebens ansieht und infolgedessen auch die Fortpflanzung als durch den Tod bedingt interpretiert. Nach Weismann ist der Tod aber eine Folge der natürlichen Errungenschaft der sexuellen Fortpflanzung. Der dazugehörige Begründungszusammenhang klang schon an: Dank sexueller Fortpflanzung ist das Weiterleben der Körperzellen und des Organismus schlicht verzichtbar geworden. Hinter Weismanns Überlegungen steht die Hypothese, es gebe so etwas wie eine durch die Evolution selbst angeleitete Gesamtbilanz der Arterhaltung. Das Zusammenspiel von natürlicher und sexueller Selektion sowie die vielen Zufälle physischer Zerstörung werden hier einberechnet – und Physiologie wie Fortpflanzungsverhalten der Arten richten sich jeweils optimal ein: die Ressourcen des Lebens werden nicht zu knapp, aber auch niemals verschwenderisch eingesetzt.

Zum evolutionistischen Funktionsdenken kommt bereits seit den 1860er Jahren ein neues Bewusstsein für die physiologische Regulierbarkeit der Grenze zwischen Leben und Tod hinzu. In einem Aufsatz mit dem sachlichen Titel *Physiologische Untersuchungen über einige amerikanische Gifte. Das Curare* schildert der Physiologe Claude Bernard 1864, wie es ihm im Tierversuch gelungen ist, die Wirkung einer tödlichen Giftdosis so zu kontrollieren, dass nur Teile des Körpers Todessymptome zeigen – und das Tier am Ende sogar überlebt. Der Tod, folgert Bernard, setzt keineswegs monokausal und irreversibel ein. Er gleicht eher einer allmählichen Destabilisierung der organischen Funktionen. Dabei besitzen das empfindende, das motorische und das muskuläre Element im Körper jeweils »eigene Lebens- und Todesbedingungen, die nur ihm allein zukommen.« (Bernard 1864, 105) Gelingt es also, Empfindungen und Zentralnervensystem in Funktion zu erhalten, setzt der Gifttod die Muskelfunktionen zwar außer Kraft, aber die Vergiftung bleibt doch reversibel: Das Gift kann ausgeschieden werden, die Muskellähmung weicht und der Organismus kehrt gleichsam ins Leben zurück. Für den Physiologen, so Bernard,

> »wird das Gift zum Instrument, das die feinsten Erscheinungen der lebenden Maschine zerlegt und analysiert; indem der Physiologe die Mechanismen des Todes bei verschiedenen Vergiftungen sorgfältig studiert, wird er auf indirektem Wege mit dem physiologischen Mechanismus des Lebens vertraut. « (Bernard 1864, 84)

Ist der Tod nichts anderes als eine Frage der richtigen Regulierung eines destabilisierten Zusammenspiels von Funktionen des Lebens, so tut sich vor allem aber die Möglichkeit einer technischen Handhabung der Todesgrenze auf. Aus dem Tod als definitivem Punkt wird eine manipulierbare Schwelle. Man könne sagen, folgert Bernard aus seinen Curare-Experimenten, »daß man die Existenz des vergifteten Individuums in der Hand hat, und das Leben erscheint uns als reiner Mechanismus, dessen Räderwerk wir bewegen können« – wobei zugleich gilt: »[W]ir sind nicht imstande, das Leben ausschließlich in einem der Räder zu lokalisieren; es ist nirgends und überall zugleich.« (Bernard 1864, 123)

Bernard fasst seine *regulatorische* Auffassung des Lebens in Form eines »Grundgesetzes« folgendermaßen zusammen:

> »Das Grundgesetz des Lebens ist der ständige Stoffaustausch zwischen dem lebenden Organismus und dem kosmischen Milieu, das ihn umgibt. Daraus ergibt sich ein wahrer ›Circulus‹ [ein Kreislauf also, pgg] oder erneuernder Wirbel im Körper, dessen Schnelligkeit die Intensität des Lebens bemißt. Die Lebensbedingungen sind weder durch den Organismus noch durch das Milieu vollkommen gegeben; es bedarf der Mitwirkung beider. Auch bei unversehrtem Organismus hört das Leben auf, wenn das Milieu aufgehoben oder verdorben wird; auch bei der Gegenwart

eines günstigen Milieus erlischt das Leben, wenn der Organismus verletzt oder gar zerstört ist.« (1864, 105)

Wir sehen, wie auch diese Theorie des Zusammenwirkens von Organismus und Umgebung – dem Milieu – erneut auf eine todlose Logik des Lebens hinausläuft. Das Leben erscheint nicht länger als Substanz, wie bei Weismann. Vielmehr fasst Bernard das Leben als Übergangsphänomen, als einen Haushalt, als eine Ökonomie mit fließenden Grenzen. Gerade der Austausch zwischen lebendig und unbelebt, der Austausch ins Leben hinein, bildet für ihn den eigentlichen Begriff des Lebens. Leben wird zu einem Übergangsphänomen – und der Tod ist letztlich nichts anderes als eine (vielleicht zufällig) besonders große Schwankung in der Selbstausbalancierung des Lebens.

Bernard erfindet so nicht nur einen regulatorischen Lebensbegriff, sondern wird auch zum ersten Vertreter einer Lebenswissenschaft, die – etwa als experimentelle Medizin – mit dem Leben selbst experimentiert. Die also letztlich nicht auf den Patienten oder auf die Erkrankung ihre Aufmerksamkeit richtet, sondern durch beides hindurch auf die Grenze von Tod und Leben sowie darauf, diese Grenze zu manipulieren. Wie überhaupt darauf, unnormale oder unerwünschte Zustände frei zu regulieren.

Wie Bernards experimentell gewonnenes Regulationsmodell bleiben auch Weismanns Weichenstellungen für den Diskurs des biologischen Lebens im 20. Jahrhundert wirklichkeitsmächtig.

Zum ersten definiert Weismann das Leben als solches in aller Klarheit als todlos. Leben ist Dauer, eine »vollkommene Continuität« (Weismann 1884, 190), wie im Text immer wieder betont wird. Dieser Grundglaube an ein *Kontinuum* des Lebens, in welches der Tod quasi nur nachträglich eingetragen wurde, prägt die Perspektive der Lebenswissenschaften bis heute. Betrachtet man heute etwa die Visionen, die sich rund um die möglicherweise unbegrenzte Wachstums- und Wandlungsfähigkeit der embryonalen Stammzellen entspinnen (Gehring 2006, 54 ff.), so mag man an Weismanns Idee von der Keimsubstanz denken. Die Stammzelle soll eine potenziell ewig junge Substanz sein und in ihrer embryonalen Form gleichsam das beliebig differenzierungsfähige Leben enthalten. Könnte man Stammzellen biotechnisch nutzbar machen, so lauten biotechnische Szenarien, dann ließen sich biologische Lebenszeit-Uhren der Organismen ein Stück weit zurückdrehen. Vom Tod befreite Körperstoffe scheinen greifbar.

Zum zweiten zeichnet sich in Weismanns biologischer Theorie die wachsende Bedeutung ab, welche die Sexualität Ende des 19. Jahrhunderts für die Todesproblematik erhält. Im darwinschen Evolutionskonzept implizieren Leben, Tod und Geschlecht einander wechselseitig, Weismanns Todestheorie bringt das deutlich heraus: Noch enger als bei Darwin finden sich die Notwendigkeit des Sterbens – des sogenannten natürlichen Todes – und die Notwendigkeiten der zweigeschlechtlichen Sexualität – des »natürlichen« Fortpflanzungsweges – aneinander gebunden. In den reproduktiven Substanzen steckt Ewigkeit, während der ganze Rest des Individuums dem Tod geweiht ist. Man ist versucht, von einer Sexualisierung des Todes und vielleicht auch von einer Sexualisierung des Lebens zu sprechen. Jedenfalls wird das Thema der Wesensverbindung von Sexualität und Tod ab 1900 fortgeschrieben werden. Nicht nur durch die freudsche Psychoanalyse.

Zum dritten gilt auch für Weismanns Theorie: Der Tod des Individuums verblasst. Gemessen an den Mechanismen der Selbstkontinuierung des Lebens ist das endliche Individuum lediglich eine evolutionäre Option, und vielleicht noch nicht einmal die vitalste. Das Leben selbst kennt den Tod nicht unbedingt. Ihm gegenüber ist der Tod *nachträglich* – auch im logischen Sinn.

5. Tod oder Lebensende?

»Ein Wesen, das in jedem Augenblick
seines Daseins seine tieferlebte Todesevidenz vor
Augen hätte – es würde ganz anders
leben und handeln als der normale Mensch.«[8]

Der Tod firmiert nicht mehr als Tod, er ist lebensdienlich – nichts anderes als Selbstbegrenzung des Lebens und daher im Grunde eine Funktion des Lebens selbst. Allerdings eines Lebens im überindividuellen, entpersonalisierten, biologisch-lebensstofflichen Sinn. Ist dies das Gesicht der modernen Sterblichkeit nur für die naturwissenschaftlich aufgeschlossene Theorie? Die Antwort lautet ganz offenkundig: Nein.

Um 1900 wirbeln auch auf der Seite der Geisteswissenschaften, in Literatur und Kunst Motive eines »Lebens« durcheinander, das seine eigene Natur und Kultur zugleich in sich zu fassen scheint und keine anderen als innere Grenzen mehr hat. Man könnte von neuen Formen einer Metaphysik des Lebens sprechen. Der Anspruch der Autoren der Zeit geht aber in eine andere Richtung: Das Leben beschwören soll heißen, in die Wirklichkeit einzutauchen, ganzheitlich zu handeln und authentisch zu sein. »Lebensphilosophie« heißt ein Schlagwort, das diese Botschaft in der Wissenschaft, aber auch in weiteren Kreisen der lesenden Jugend und bürgerlichen Kulturszene transportiert.

Auch die traditionellen Formen des Umgangs mit den Toten verlieren um 1900 ihren Raum. Tagelange Aufbahrung, Leichenzüge, Trauerkleidung verschwinden. »Die Gesellschaft legt keine Pause mehr ein«, so Ariès in seiner Studie zur Bestattungskultur. »Das Leben der Großstadt wirkt so, als ob niemand mehr stürbe.« (Ariès 1978, 716) Dass der Tod des Einzelnen nicht für Störungen sorgt, erscheint nicht zuletzt als Frage von Technik. Ab den 1870er Jahren steht die als fortschrittlich gepriesene Technik des Krematoriums zur Verfügung (Fischer 1996, 94 ff.), zu Beginn des 20. Jahrhunderts werden Prozessionen zum Friedhof zugunsten des Automobilverkehrs verboten (Stöcker 2006, 31 f.). Auch die pharmazeutischen Mittel zur Schmerzbekämpfung – namentlich das Morphium, das seit den 1870er Jahren mittels der ebenso einfachen wie wirksamen Injektionsspritze verabreicht werden kann – erscheinen nicht allein als Therapeutika, sondern auch als Technik. Sie mildern Präsenz und Gewicht des Sterbevorgangs.

Im modernen Alltag scheint es auf diese Weise seine Entsprechung zu finden, dass der Tod für die Theorie nur mehr zu den evolutionären Leistungen des Lebens gehört, dass vielleicht sogar das Leben der Erfinder seines eigenen Endes sein mag. Geht der Tod als bloßes »Lebensende« verloren? Wird er »ausgebürgert« (vgl. Ariès 1978, 741 ff.)? Jedenfalls ist der individuelle Tod um 1900 zur Privatsache geworden – sieht man vom besonderen Fall des Todes von Prominenten ab. Als bloßes Lebensende scheint der Tod im modernen Alltag ortlos und für die Literatur wie für das Nachdenken zur »Metapher« (Macho 1987) geworden zu sein. In der Hauptsache zuständig bleiben die Einrichtungen des im 20. Jahrhundert stark anwachsenden wohlfahrtsstaatlichen Gesundheitssystems. Denn konkret findet das Sterben in erster Linie dort statt, wo man den Tod möglichst lange abzuwehren versucht: In den professionell betreuten Räumen der Medizin. Und auch die Krankenbehandlung erfolgt nicht nur negativ als Krankheitsabwehr, sondern positiv als Herstellung des »gesunden« Lebens.

5.1 Ambivalenzen der Lebensphilosophie

Die Philosophie um 1900 wendet sich emphatisch dem »Leben« zu, ringt aber auch – und teils mit neuer Heftigkeit – um das Problem des Todes. Das Mehrebenenspiel im modernen Lebensbegriff, der kein Anderes mehr kennt, erlaubt es zwar, individuelles mit kollektivem (biologischem, sozialem, kulturellem wie auch nationalem, völkischem, rassischem) Leben terminologisch kurzzuschließen. Umso unklarer ist aber die Frage der Destruktion von Leben. Ist der Tod nur ein leeres Negativprinzip? Bloße Vernichtung? Und wie steht es um seine Erfahrbarkeit? Die Todestheorien des beginnenden 20. Jahrhunderts streben an dieser Frage in zwei Richtungen auseinander. Hier wie dort kann man das Attribut »lebensphilosophisch« anwenden, das allerdings trotz verdienstvoller Bemühungen (Fellmann 1983, Große 2008) theoriegeschichtlich wenig Auflösevermögen besitzt.

Beispielhaft für Autoren, welche die biologische Sicht auf die immanente Notwendigkeit des individuellen Todes durch zusätzliche Thesen modifizieren, kann zunächst Ernst Haeckel genannt werden, darwinistischer Biologe, der selten als Lebensphilosoph rubriziert wird, aber 1904 mit seinem zweiten Erfolgsbuch *Die Lebenswunder* seine populäre »monistische« Philosophie ganz auf den Begriff »Leben« umstellt. Haeckel gehört zu den Autoren, welche um 1900 die Frage, ob der Tod eines Individuums ungut oder aber wünschenswert ist, mittels der Frage nach einem »objektiven« (das heißt: zu errechnenden) »Lebenswert« eines Lebens beantworten und anstelle einer »Lebenserhaltung« fordern, Geisteskranke und Unheilbare »durch eine Morphium-Gabe von ihren namenlosen Qualen zu befreien« (vgl. Haeckel 1904, 134 f.). Den Tod definiert Haeckel als Unvermeidliches, das wir als »Ewigen Schlaf« in ruhiger Ergebung begrüßen sollten sowie – dies gegen

Weismann – als etwas, das ausnahmslos alle Geschöpfe, auch die Einzeller, ereilt (vgl. Haeckel 1915, 43, 39).

Dann ist da der Soziologe Georg Simmel, der den Tod als Aspekt der Entwicklung und Selbstformung des Lebens zu einem »formalen« Prinzip des Lebens erklärt (Simmel 1910, 83). Simmels frühe Schriften entfalten eine Moraltheorie, welche das materialistische Lebenskonzept der Naturwissenschaften soziologisch wendet. Simmels spätere Philosophie streicht das zwar nicht durch, erhebt aber das Leben zu einer Transzendentalie eigener Art: Als Einheit empfunden ist es eine »Strömung«, die »in verschiedenen Armen fließt«, denn diese Strömung ist zwar subjektiv, jedoch auch durch Objektives geformt – und gemeint ist hier die Objektivität des Sollens sowie diejenige des Todes (vgl. Simmel 1918, 348).

Instinktiv oder auch bewusst sind wir – in unserer subjektiven Sicht – Todesflüchter. Eben dadurch zeigt sich aber jeder Schritt des Lebens »nicht nur als zeitliche Annäherung an den Tod, sondern als durch ihn, der ein reales Element des Lebens ist, positiv und a priori geformt« (Simmel 1910, 84). Das Vergleichsbild, das Simmel hierfür wählt, ist einprägsam:

> »Das Leben, das wir dazu verbrauchen, uns dem Tode zu nähern, verbrauchen wir dazu, ihn zu fliehen. Wir sind wie Menschen, die auf einem Schiff in der seinem Lauf entgegengesetzten Richtung schreiten: indem sie nach Süden gehen, wird der Boden, auf dem sie es tun, mit ihnen selbst nach Norden getragen.« (Simmel 1910, 84; vgl. auch Simmel 1918, 307)

Genannt werden muss außerdem Sigmund Freud, welcher seine These eines konservativen »Todestriebes«, der allem organisch Belebten innewohnt und dem allein die Sexualtriebe entgegenarbeiten, ausdrücklich als dynamische Ergänzung zu Weismanns Todes-

und Keimzelltheorie versteht (vgl. Freud 1920, 49). Freud fasst seinen Ansatz in die ebenso berühmte wie kryptische Formulierung: »Das Ziel alles Lebens ist der Tod.« Denn: »Das Leblose war früher da als das Lebende.« (Freud 1920, 40)

Zu nennen ist schließlich – hier zählt weniger die Chronologie der Entstehung als diejenige einer explizit am Begriff des Lebens interessierten Rezeption – das Werk Friedrich Nietzsches. Nietzsches bereits im 19. Jahrhundert entstandene Texte werden von den unterschiedlichsten Autoren des beginnenden 20. Jahrhunderts intensiv, dabei äußerst selektiv »lebensphilosophisch« in Stellung gebracht. Nietzsche schreibt die schopenhauersche Verachtung der um ihr Leben fürchtenden Individualität fort und beschwört die Freiheit des Todes: Man soll sterben lernen, zur rechten Zeit sterben – und man betrachte und begehe dies dann als ein Fest (vgl. Nietzsche 1883 ff., 93). In seiner Philosophie der Macht, die das Moment der Zerstörung radikal bejaht, spielt Nietzsche gezielt mit physiologischen Wendungen und Provokationen: Der Mensch ist ein in jeder Hinsicht körperliches Begehrenswesen, eine »Vielheit von ›Willen zur Macht‹« (Nietzsche 1885b, 58 [25]). Gleichwohl verspottet Nietzsche die physiologische Annahme eines »Erhaltungstriebes« (vgl. Nietzsche 1885c, 63 [89]). Wenn überhaupt, so ist das, was wir Leib nennen, »wie jegliches Leben zugleich ein fortwährendes Sterben« und gehorcht auch darin den Willens-, Überwindungs- und Kraftprozessen, die ihm innewohnen (vgl. Nietzsche 1885a, Nr. 4 [579]). Nach 1900 sind es gerade auch sozialhygienische und eugenisch motivierte Autoren (etwa Tille 1895), die mit aus dem Zusammenhang genommenen Nietzsche-Zitaten hausieren gehen.

Neben solchen in einem weiten Sinne physiologisch grundierten oder anderswie biostofflichen Lebensphilosophien machen andere Autoren – und zwar ebenfalls im Namen des Lebens – deutlich, dass man sich dem Todesthema gerade nicht von der Stofflichkeit her nähern kann. Lebensphilosophien dieses Typs machen pathetisch die Erfahrungsperspektive stark. Zu nennen ist hier noch einmal die ins 20. Jahrhundert hineinwirkende Schlüsselfigur Nietzsche: Seine ungestümen Arbeiten eröffnen die bereits angedeutete ethische Perspektive: Du sollst sterben lernen und den Tod zugleich – »dionysisch« – herausfordern. Wobei eine noch wichtigere Pointe von Nietzsches Überlegungen lautet, dass in der Vorstellung einer ewigen Wiederkunft des Gleichen, also eines Lebens *ohne* Tod, eine fürchterlichere Herausforderung liegt als in der Aufgabe, den eigenen Tod zu denken.

Eine Theorie der »intuitiven Todesgewissheit« skizziert Max Scheler in einem Nachlasstext *Tod und Fortleben*: Wir wissen, dass wir sterben müssen, ohne dass es uns gesagt werden muss, denn der Lebensprozess wird dadurch, dass wir altern, unmittelbar in seiner »Todesrichtung« erlebt (vgl. Scheler ca. 1915, 16). Tod ist also kein empirischer Begriff, sondern er besitzt eine Struktur, die sich im Erleben längst abgezeichnet hat, bevor er eintritt. Tote Dinge altern nicht, insofern hat der Tod in der Welt objektiver Dinge keinen Platz. Auch die weismannsche Deutung des Todes als evolutionäre Anpassungserscheinung des Lebens weist Scheler ausdrücklich zurück (Scheler ca. 1915, 35).

Schlußstück nennt der Lyriker Rainer Maria Rilke sein im Jahr 1900 veröffentlichtes Gedicht:

> »Der Tod ist groß.
> Wir sind die Seinen
> lachenden Munds.
> Wenn wir uns mitten im Leben meinen,
> wagt er zu weinen
> mitten in uns.« (Rilke 1900, 185)

Es ist also nicht so, dass in der Epoche des biologischen Lebens die subjektive Frage nach dem Tod als Ereignis, dem ich gegenüberstehe, völlig verschwinden würde. Im Gegenteil: Der Sinn für die Endlichkeit des eigenen Lebens wird eher deutlicher – und dies nicht zuletzt im deutschen Sprachraum, wo die Erfahrung des Ersten Weltkrieges das Endzeitpathos, das mit vielen Spielarten des Evolutionsdenkens ohnehin einherging, noch verstärkt.

Eine starke todesphilosophische These formuliert Martin Heideggers 1927 erschienene Schrift *Sein und Zeit*. Das Buch trifft mit der Frage nach der »Geworfenheit« des Einzelnen den Nerv der Zeit, unter anderem mit einem zentralen Kapitel, welches das Verhältnis des Menschen, der sich in seiner Existenz selbst erlebt (in Heideggers Sprache: das »Dasein«), zum Tod untersucht. Heidegger nennt den Blickwinkel, um den es ihm geht, eine »existenziale«, eine vom Seinsproblem ausgehende Perspektive. Vor allen fachwissenschaftlichen Erklärungen ist die Tatsache, dass wir »sind« (und auch die Dinge »seiend« sind, dass überhaupt die Welt ein Sein hat) ja nicht bloß etwas Subjektives: Diese Einsicht ist Heideggers Ausgangspunkt. Das Seiend-Sein der Dinge wie überhaupt die Unterstellung bestimmter selbstverständlicher Formen des Seins ist vielmehr gleichermaßen in unsere eigene Existenzgewissheit wie auch in alle Formen von Wissenschaft (also: in alle Objektivitätsbehauptungen) eingebaut. Genau auf diese, mit der Seinsannahme bereits unverzichtbaren, aber meist nicht mitbedachten, allzu selbstverständlichen Vorannahmen will Heidegger die philosophische Aufmerksamkeit richten. Auch was den Tod angeht, müsse eine solche existenziale Analyse den Fragen einer Biologie, Psychologie oder Theologie »methodisch vorgeordnet« sein (vgl. Heidegger 1927, 248).

Unser Dasein, so beginnt Heidegger seine Überlegung, ist unausweichlich auf den Tod bezogen, sofern wir sterblich sind. Unser Leben ist quasi ›unganz‹, wenn wir den Tod zum Dasein nicht gedanklich – und auch als Gewissheit, in der wir stehen – mit hinzunehmen und wenn der Tod nicht irgendwann auch kommt. Wie genau sieht aber dieser Todesbezug aus? Ist der Tod die Vollendung von etwas? Wie ein Fertigwerden? Oder wie das Ende eines Wegs? Eines abgeschlossenen oder eines nur nicht weiter gebauten und also abbrechenden Wegs?

An der Erfahrung des Todes eines Anderen können wir uns nicht orientieren, um diese Frage zu beantworten, so Heidegger. Denn der Tod des Anderen ist zwar ein dramatisches Ereignis, auch eines, in dem uns plötzlich das Dasein als Ganzes bewusst wird. Aber wir erfahren es zwangsläufig nur als Abwesenheit: Wir stehen vor dem Leichnam, der plötzlich einem Ding ähnelt, obwohl er eben noch ein Jemand war, mit dem wir die Welt teilen konnten. Das Nicht-mehr-in-der-Welt-sein des Gestorbenen zeigt uns allenfalls, wie sehr wir das Zustandegekommensein dieses Verstorbenen *gerade nicht* erfahren können. Keiner kann ja auch das Sterben des Anderen stellvertretend übernehmen – mit diesem zweiten Gedanken bestärkt Heidegger seine These: Der elementare Bezug des Daseins auf den Tod bleibt uns, wenn es um den Tod des Anderen geht, schlichtweg verschlossen. Man kann sich opfern für den Anderen, aber dadurch nehme ich ihm niemals seinen eigenen Tod ab. »Am Sterben zeigt sich«, so formuliert Heidegger also,

> »daß der Tod ontologisch durch Jemeinigkeit und Existenz konstituiert wird. Das Sterben ist keine Begebenheit, sondern ein existenzial zu verstehendes Phänomen und das in einem ausgezeichneten, noch näher zu umgrenzenden Sinne.« (Heidegger 1927, 240)

»Jemeinigkeit« des Todes – das heißt: der Tod muss als Faktum, welches das eigene Dasein prägt, diskutiert werden. Eine »Begebenheit« wie andere Begebenheiten, ein Lebensende wie die Tiere verenden, ein lediglich biologisch-physiologischer Sachverhalt, ist der eigene Tod – der Tod aus der Daseinsperspektive – definitiv nicht. Heidegger verwirft auch jene Denkfiguren, die den Tod als Ende eines Wegs stilisieren oder als Stück, das zur Vollständigkeit des Lebens noch fehlt. Vielmehr ist der Tod ja von vornherein im Dasein bereits impliziert, er ragt oder »steht«, wie Heidegger sich ausdrückt, »als Seinsmöglichkeit des jeweiligen Daseins in dieses hinein« (vgl. Heidegger 1927, 248).

Das Bild vom Hineinstehen ist nicht räumlich gemeint, sondern eher als eine Art zeitlicher Vorwegnahme: Indem wir leben und indem das Leben durch eine Unabgeschlossenheit, eine Unganzheit gezeichnet ist, die der Tod schließen wird, ist die Endlichkeit, ist der Tod in der Form des endlichen Lebens (mit)präsent. Heidegger spricht auch vom Dasein als einem »Sein zum Ende«.

Was ihn weiter interessiert ist die Art, in der wir dieses Sein zum Ende erleben. Seine These: Wir erleben es als etwas, dem wir ausgeliefert sind. Das Ende unseres Daseins ist ebenso notwendig, wie es auch ungeheuerlich ist – eine extreme Möglichkeit, die wir kaum zu denken vermögen: dass unser Dasein es tatsächlich in sich tragen soll, als Ganzes zu enden. »Der Tod ist die Möglichkeit der schlechthinnigen Daseinsunmöglichkeit« (Heidegger 1927, 250), definiert Heidegger daher und betont das Schwindelerregende dieser Einsicht, die gleichwohl jeder selbst – je für sich – zu tragen hat. Der Modus aber, in dem wir diese Möglichkeit der Daseinsunmöglichkeit unserer selbst erfahren, ist – so Heidegger weiter – die Angst:

> »Die Geworfenheit in den Tod enthüllt sich ihm [dem Dasein, pgg] ... in der Befindlichkeit der Angst. ... Das Wovor dieser Angst ist das In-der-Welt-sein-können selbst. Das Worum die-

ser Angst ist das Sein-können des Daseins schlechthin. Mit einer Furcht vor dem Ableben darf die Angst vor dem Tode nicht zusammengeworfen werden.« (Heidegger 1927, 251)

Wir fürchten also nicht den Sterbevorgang oder dergleichen, auch nicht irgendetwas Jenseitiges am Tod, sondern das Dramatische ist gerade seine zum Dasein gehörige Seite: auch nicht sein können, während man ist. Und dass eben dies auch gar nicht subtrahiert werden kann, denn sonst wäre Dasein gar nicht das, was es für uns ist. Das Dasein stirbt faktisch, solange es existiert. Die Endlichkeit geht uns nicht in der Art eines noch ausstehenden Ereignisses quasi später erst an, sondern sie ist das Wasserzeichen des Hier und Jetzt.

Heidegger zufolge stellen sich die allermeisten Menschen im Alltag dieser existenziellen Lage nicht, da die Grundbefindlichkeit des Daseins ohnehin die Sorge ist und diese Sorge hinsichtlich des Seins zum Tode ins Extreme ansteigt. Die Öffentlichkeit des bloßen »Man«, wie Heidegger das nennt (der Alltag des »man tut«, »man kennt«), behandelt den Tod als bloßen Vorfall:

»Das verdeckende Ausweichen vor dem Tode beherrscht die Alltäglichkeit so hartnäckig, daß im Miteinandersein die ›Nächsten‹ gerade dem ›Sterbenden‹ oft noch einreden, er werde dem Tod entgehen und demnächst wieder in die beruhigte Alltäglichkeit seiner besorgten Welt zurückkehren. Solche ›Fürsorge‹ meint sogar, den ›Sterbenden‹ dadurch zu ›trösten‹. Sie will ihn ins Dasein zurückbringen, indem sie ihm dazu verhilft, seine eigenste, unbezügliche Seinsmöglichkeit noch vollends zu verhüllen.« (Heidegger 1927, 253)

Das Man »steigert die *Versuchung*, das eigenste Sein zum Tode sich zu verdecken« (Heidegger 1927, 253) oder noch drastischer:

»Das Man läßt den Mut zur Angst vor dem Tode nicht aufkommen« (Heidegger 1927, 254), es ist Flucht vor dem Tod. Diese Formulierungen lassen bereits durchblicken, man beraube sein eigenes Dasein um eine wichtige »Möglichkeit«, wenn man sich angesichts des Todes als Grundstruktur unseres Daseins auf falsche Weise beruhigt. Tatsächlich ist das die Pointe von Heideggers Überlegung: Wenn man den Mut zur Angst hat, wenn man sich dem Tod stellt (dem Tod als Wovor einer Ausweichbewegung), dann heißt das, eine Möglichkeit ergreifen – jene Möglichkeit eben, die im Tod liegt bzw. als die Heidegger den Tod bereits definiert hatte. Wenn wir die unbestimmte Gewissheit unseres eigenen Todes bestimmen und als unsere ureigenste Möglichkeit verstehen: wenn wir ihn in seinem Noch-nicht-Gekommensein als Teil unseres gegenwärtigen Daseins betrachten und gewissermaßen als ein positives Potenzial, als eine zu mir gehörige Ausrichtung oder Widmung, dann, so postuliert Heidegger, gewinne ich aus dem Tod eine neue (starke) Form der »Eigentlichkeit« des Daseins.

Heidegger versucht, diesen eigenartigen Einstellungswechsel zu konkretisierten – und zwar in zeitlicher Hinsicht: Es gelte, *vorzulaufen* in die Möglichkeit des Todes, dem Noch-nicht des noch nicht Eingetretenen eine neue Fassung zu geben, indem wir uns anders auf es beziehen. Dies geschieht nicht, indem wir die Möglichkeit quasi ins Wirkliche hineinholen, sondern indem wir der Möglichkeit verstehend näherkommen. Heidegger formuliert das so:

> »Das Sein zum Tode ist Vorlaufen in ein Seinkönnen des Seienden, dessen Seinsart das Vorlaufen selbst ist. Im vorlaufenden Enthüllen dieses Seinkönnens erschließt sich das Dasein ihm selbst hinsichtlich seiner äußersten Möglichkeit. Auf eigenstes Seinkönnen sich entwerfen aber besagt: sich selbst ver-

> stehen können im Sein des so enthüllten Seienden: existieren.« (Heidegger 1927, 262f.)

Heideggers Sprache ist berühmt dafür, mit selbstgeschaffenen Termini die Sache, um die es geht, in einer Weise zu umkreisen, die dem Leser nur dann entgegenkommt, wenn er sich ganz auf den Text einlässt. Außerhalb der heideggerschen Terminologie lassen sich seine Thesen schlecht fassen. Versuchen wir trotzdem, uns zu übersetzen, was Heidegger hier wohl meint. Der Tod, vor dem die meisten Leute wegblicken und der in der Tat als schwindelerregende Verfassung des Daseins uns ja quasi immer schon hat und also zu Recht Angst macht, kann als »eigenste Möglichkeit« betrachtet und ergriffen werden: Er bleibt dabei unverbunden, »unbezüglich«, wie Heidegger das nennt, und auch »unüberholbar« – wann er kommt, wie er ist, das alles entzieht sich unserer Macht. Gleichwohl können wir ihn uns dann als positive Möglichkeit zu eigen machen – Heidegger spricht auch von einer »Eigentlichkeit«, die wir hier gewinnen, nicht obwohl, sondern gerade weil wir uns nicht zuletzt eine Vereinzelung, eine radikale Einsamkeit eingestehen und diese auf uns nehmen.

> »Die Charakteristik des existenzial entworfenen eigentlichen Seins zum Tode läßt sich dergestalt zusammenfassen: *Das Vorlaufen enthüllt dem Dasein die Verlorenheit in das Man-selbst und bringt es vor die Möglichkeit, auf die besorgende Fürsorge primär ungestützt, es selbst zu sein, selbst aber in der leidenschaftlichen, von den Illusionen des Man gelösten, faktischen, ihrer selbst gewissen und sich ängstenden F r e i h e i t z u m T o d e.*« (Heidegger 1927, 266)

»Freiheit zum Tode«: So abstrakt und vielleicht auch esoterisch Heideggers Todestheorie daherkommt, sie hat (wie *Sein und Zeit* überhaupt) ungeheuer anregend gewirkt. Der späte Heidegger wird das Pathos der Selbstergreifung zwar deutlich zurücknehmen und eher die Unverfügbarkeit des Todes betonen. Dennoch hat vor allem die in *Sein und Zeit* ausgesprochene Einladung, sich des Todes gleichsam zu bemächtigen und ihn im Sinne einer neuen Lebenshaltung zu wenden, beeindruckt. Man kann Heideggers Ansatz unterschiedlich lesen: Man kann den Heroismus betonen, das Heldenhafte jenes Daseins, welches die Angst wagt und dann – einsam, aber eigentlich – den Tod auf seiner Seite weiß. Man kann das elitäre Moment brandmarken: Wer »eigentlich« zu leben versteht, lässt die Vielen hinter sich zurück, die feige, dem Man verfallen, sich dem Wissen um den Tod nicht stellen. Man kann eine Art militärischer Folie im Hintergrund des heideggerschen Pathos wittern: Wird hier nicht zwischen den Kriegen eine Ermutigungsideologie formuliert, die jungen Männern den Weg auf die Schlachtfelder schmackhaft macht?

Man kann aber auch die Stärke des heideggerschen Ansatzes sehen: Er gewinnt in am »Leben« orientierten Zeiten eine subjektive und doch nicht nur subjektive, sondern elementare Perspektive auf den Tod zurück, die vielleicht mit der antiken *meditatio mortis* verglichen werden kann, in der sich das Individuum ebenfalls stärkt – nicht weil es den Tod irgendwie überwindet, sondern weil es sich ihm, ohne seine Macht zu schmälern, doch mit größtmöglicher Offenheit stellt. Jedenfalls beeindruckt Heideggers Todesphilosophie durch einen energischen Willen zur Konkretheit, so dass sie – trotz ihrer sprachlichen Eigentümlichkeiten – bis heute sowohl das Lebensgefühl von Lesern erreicht als auch den todestheoretischen Diskurs der zweiten Hälfte des 20. Jahrhunderts prägen konnte.

Nach dem Zweiten Weltkrieg ist es nicht zuletzt die existenzialistische Bewegung, in deren Texten der Ton von *Sein und Zeit* wieder anklingt. In einer ausführlichen Auseinandersetzung mit

Heidegger setzt Jean-Paul Sartre – bei grundsätzlicher Zustimmung, was die Zurückweisung naturwissenschaftlicher Vereinfachungen angeht – einen neuen Akzent. Heidegger denke, so Sartres Kritik, den Tod zu sehr vom Leben her, ähnlich der Interpretation des Endes einer Melodie als zur Melodie gehörig. Das sei ein falsche »Humanisierung«, denn was man zuallererst festhalten müsse, sei der »absurde Charakter des Todes« (Sartre 1943, 916). Der Tod, der mich trifft, werde weder *mein* Tod dadurch, dass ich vorher (irgend) *einen* Tod erwarte, noch bilde der Tod irgendwie einen Teil meiner Möglichkeiten. Er sei und bleibe im Gegenteil »die Nichtung aller meiner Möglichkeiten« (Sartre 1943, 918, 923). Also »ist der Tod nie das, was dem Leben seinen Sinn gibt: er ist im Gegenteil das, was ihm grundsätzlich jede Bedeutung nimmt« (Sartre 1943, 927). Sartre durchdenkt überdies die eigentümliche Notwendigkeit, die für die Lebenden besteht, sich zu den Toten zu verhalten: Die Lebenden zeichnen sich von den Toten ein Bild, dem die Toten nichts mehr entgegensetzen können: »Tot sein heißt den Lebenden ausgeliefert zu sein.« (Sartre 1943, 934)

Gleichwohl deutet Sartre den Tod als eine Sache, an der sich unsere Freiheit zeigt. Gerade wenn man ihn als kaltes, kontingentes Faktum und schlicht als harte, äußerliche Realität nimmt, hat er keine (eigene) Gewalt:

> »Die Freiheit, die *meine Freiheit* ist, bleibt total und unendlich, nicht, weil der Tod sie nicht begrenzt, sondern weil die Freiheit dieser Grenze nie begegnet, ist der Tod durchaus kein Hindernis für meine Entwürfe; er ist nur ein *anderweitiges* Schicksal *dieser Entwürfe*. Ich bin nicht ›frei zum Sterben‹, aber ich bin ein freier Sterblicher.« (Sartre 1943, 941)

5.2 Vernichtung

Es ist das Entsetzen, das mit dem Eigennamen »Auschwitz« verbunden ist, welches den Tod nach 1945 in dunkles Licht taucht. Neben Empörung, Trauer, Schuld steht die große Frage, wie derart Unfassliches geschehen konnte. Entzieht sich die unfassbare Vernichtungsmaschinerie des Nationalsozialismus, in welcher der Tod von Behinderten, der Tod von Millionen jüdischer, kommunistischer, homosexueller Mitbürger buchstäblich nur noch als Zerstörung, als Massenmord von unerwünschtem »Leben« betrieben wurde, nicht allen bisherigen moralischen wie theoretischen Kategorien?

Mit Auschwitz geht ein Riss durch die Geschichte. »Die vollends aufgeklärte Erde strahlt im Zeichen triumphalen Unheils« (Horkheimer/Adorno 1947, 19), und alles erfordert eine Revision. Denn der Moderne ist eine neue und schreckliche Form des Todes eingeschrieben – eine Form, die singulär dasteht, die aber auch die sowjetischen Gulags und überhaupt das Grauen moderner Vernichtungslager in sich fasst. Für die Herausforderung, dem Rechnung zu tragen, ist das Motiv »nach Auschwitz« zu einem genuin philosophischen Topos geworden (Grüny 2007, 192).

Todestheoretischer Kern des von dem Wissen um die unerträglichen Details des Lagertodes ausgehenden Nachdenkens ist die Differenz von Tod und bloßer Vernichtung: die Erschütterung darüber, dass der Tod in Auschwitz nicht einmal ein Tod gewesen sei, sondern nur noch Vernichtung – und damit schlimmer als der Tod: »Neues Grauen hat der Tod in den Lagern: seit Auschwitz heißt den Tod fürchten, Schlimmeres fürchten als den Tod.« (Adorno 1966, 362)

Für Theodor W. Adorno ist wichtig, dass der Lager-Tod das durchbricht, worauf sich Theorie zu verlassen pflegt und wodurch sich Theoriebildung – moralisch-politisch wie auch erkenntnistheoretisch – legitimiert glaubt: Humanität, Anerkennung, die Idee einer möglichen Entsprechung von Gedanken und Welt. Auschwitz ist ein Ereignis, das eben dieses und damit die Möglichkeiten des Denkens als solche infrage stellt: »Gelähmt ist die Fähigkeit zur Metaphysik, weil, was geschah, dem spekulativen Gedanken die Basis seiner Vereinbarkeit mit der Erfahrung zerschlug« (Adorno 1966, 354), schreibt Adorno in der *Negativen Dialektik*, nachdem er 1951 mit dem spektakulären Satz für Furore gesorgt hatte, nach Auschwitz überhaupt ein Gedicht zu schreiben, sei »barbarisch« (Adorno 1951, 30). In den Lagern sind nicht mehr nur die individuellen Opfer gestorben, »sondern das Exemplar«. Die völlige Nichtigkeit des Einzelnen, die in den Lagern systematisch produziert wurde, kommt dem Nichtigmachen des Menschen überhaupt gleich. Ob »nach Auschwitz sich noch leben lasse« (Adorno 1966, 355): Das ist der Gedanke, der jeden Überlebenden terrorisiert – und terrorisieren *muss*, wenn er selbst noch ein Mensch sein, oder eigentlich: erst (wieder) werden will.

Adornos Sicht ist radikal, und die Rede von der Barbarei soll keine Metapher sein: Kultur ist im wahrsten Sinne des Wortes am Ende. Das, was schlimmer als der Tod ist, zerstört das, was der Tod bisher war. Und es zerstört auch die zur bisherigen Sicht auf Tod und Endlichkeit gehörigen Zeitformen. Nach Auschwitz gibt es kein Danach – oder jedenfalls hat sich die Zeitstruktur gewandelt, in welcher der Einzelne wie auch die Philosophie und jedes Streben nach Kultur sich bewegen. Auschwitz kann nicht vorbei sein. Die Erfahrung des Grauens, ein Äußerstes, wird nicht irgendwann als längst überwunden zurückliegen. Vielmehr bleibt sie präsent und setzt fortan (in negativer Hinsicht) die Maßstäbe für Denken und Moral, in Gestalt einer Möglichkeit, die nun gegeben ist und niemals vergeht.

Konkret fordert Adorno die Theorie- und Begriffsbildung auf, sich dieser Aufgabe zu stellen. »Mißt sich«, schreibt er, das Denken »nicht an dem Äußersten, das dem Begriff entflieht, so ist es vorweg vom Schlage der Begleitmusik, mit welcher die SS die Schreie ihrer Opfer zu übertönen liebte.« (Adorno 1966, 358) Zum anderen ist es das Feld der Pädagogik, an welches er appelliert: »Die Forderung, daß Auschwitz nicht noch einmal sei, ist die allererste an Erziehung. Sie geht so sehr jeglicher anderen voran, daß ich weder glaube, sie begründen zu müssen noch zu sollen«, postuliert Adorno 1967, also zwanzig Jahr nach Kriegsende. Und fährt fort: »Man spricht vom drohenden Rückfall in die Barbarei. Aber er droht nicht, sondern Auschwitz war er. Barbarei besteht fort, solange die Bedingungen, die jenen Rückfall zeitigten, wesentlich fortdauern. Das ist das ganze Grauen.« (Adorno 1967, 92)

Was heißt – im Sinne jenes »schlimmer als der Tod« – Vernichtung? Um diese Frage kreist die Literatur der Überlebenden der Lager (Levi 1947, Levi 1997), und auch die Philosophie nimmt sie bis heute immer wieder auf. Jean-François Lyotard hat die vernichtende Geste untersucht, die darin liegt, dass der Tod namenlos geschieht. Denn die im Lager Ermordeten existierten für ihre Mörder noch nicht einmal namentlich. »Auschwitz« steht für ein Sterbenmüssen, das ohne einen Sterbebefehl geschieht, der noch irgendwie adressiert wäre. So wird das Opfer selbst noch des Status beraubt, ein Opfer zu sein. Lyotard spricht in diesem Zusammenhang von einer Vernichtung des Todes – »deshalb, weil es nichts gibt, das man zu Tode bringen könnte. Nicht einmal den Namen des Juden.« (Lyotard 1983, 174) Der italienische Rechtsphilosoph Giorgio Agamben fragt nach dem Status, den das des Menschseins überhaupt beraubte Individuum im Lager einnimmt. Es ist ein Status, der schwer zu fassen ist: noch nicht tot, aber auch nicht mehr lebend. Ein Mensch wird reduziert darauf, ein gar nicht mehr tötbares Etwas, ein »nacktes« Leben zu sein. Mord wird zur »Verwirklichung einer schieren ›Tötbarkeit‹« (Agamben 1995, 123). Dazu rückt Agamben das Problem der Zeugenschaft in den Mittelpunkt: Die Vernichtung kennt keine Zeugen, denn das, was zu bezeugen wäre, entzieht sich der Sprache, und die »Lücke«, die darin besteht, dass die Zeugen Privilegierte, nämlich »per definitionem Überlebende« (Levi 1997, 226) sind, zerstört die Zeugenperspektive – nicht nur, sofern es sie (moralisch, politisch) delegitimiert, sondern weil ein angemessener Sprecherstandpunkt im wahrsten Sinne des Wortes nicht eingenommen werden kann (vgl. Agamben 1998).

5.3 Tod und Technik

Moderne Massenvernichtung – das ist nicht zuletzt ein technisch hergestellter Tod. Dieses Faktum stellt für das Todesdenken des 20. Jahrhunderts einen Stachel dar. Schon vor dem Zweiten Weltkrieg gibt es die Diagnose, zur Moderne und namentlich zur modernen Medizin gehöre der fabrizierte, der »fabrikmäßig« hergestellte Tod. So schildert der Dichter Rilke das *Hôtel Dieu*, eines der großen Krankenhäuser von Paris:

> »Jetzt wird in 559 Betten gestorben. Natürlich fabrikmäßig. Bei so enormer Produktion ist der einzelne Tod nicht so gut ausgeführt, aber darauf kommt es auch nicht an. Die Masse macht es. Wer giebt heute noch etwas für einen gut ausgearbeiteten Tod?« (Rilke 1910, 713)

Auch der ins NS-Denken tief verstrickte Martin Heidegger hat sich 1949 der Wendung von der »Fabrikation von Leichen« bedient und – unter ausdrücklichem Bezug auf »Vernichtungslager« – von »ungestorbenen Toden« und einer »Verstellung« des

Todes gesprochen: »Hunderttausende sterben in Massen. Sterben Sie? Sie kommen um. Sie werden umgelegt. Sterben sie?« (Vgl. Heidegger 1949, 56).

Es liegt auf der Hand, dass die Kapazitäten von Technik mit dem modernen Wandel der Realität des Sterbens wie auch mit der modernen Todeswahrnehmung zusammenhängen. Da sind die monströs großen Zahlen der Opfer moderner Waffentechniken, also die rein quantitativ nie gekannten Vernichtungspotenziale. Und da sind neue Formen der anonymen, weil mittels Technik distanziert zu verrichtenden Tötungsakte. Wählt man die kulturhistorische Perspektive, so ist der technische Wandel atemberaubend, der Sterben und Tod im ausgehenden 19. und im 20. Jahrhundert erfasst. Neue Medizintechniken, Waffentechniken, Bestattungs- und Leichenverwertungstechniken, aber auch neue Darstellungsmedien zeichnen die Realität des Todes, etwa die Fotografie Sterbender und der Leiche oder in heutigen Tagen die virtuelle Inszenierung des Sterbens (Macho/Marek 2008).

»Fabrikation«, »Industrialisierung«, »Technisierung«, »Mechanisierung« – dieses technikkritische Vokabular gehört zu zahlreichen Diagnosen der Moderne hinzu. Auf den Tod angewandt enthält es die Vorstellung, durch Technik werde ein »natürlicher« Tod verfälscht, verändert, manipuliert. Auch dieser Gedanke – es gebe einen »natürlichen Tod« – ist alles andere als selbstverständlich (Schumacher 2004, 224ff.). Er gehört in den Kontext moderner Medizinkritik, denn gemeint ist mit dem Ausdruck »natürlicher Tod« weniger der Alterstod. Vielmehr geht es um den nicht »künstlich« (sprich: medizinisch-technisch) beeinflussten Tod. Dieser erscheint authentischer und sanfter. Skeptische Diskussionen über unnötige Lebensverlängerung statt der Gnade zu sterben und Stichworte wie »Apparatemedizin« finden sich bereits um 1900. Der medizinische Fortschritt erscheint schon zu dieser Zeit ambivalent. Nach dem Zweiten Weltkrieg dann – in welchem nicht zuletzt die NS-Verbrechen deutscher Anstalts- und Lagerärzte die Welt schockierten – wird die »Medikalisierung« des Lebens (Illich 1975, 31 ff.) endgültig zur Zielscheibe der politischen Kritik. Der Einsatz von Technik steht für die Seelenlosigkeit des modernen Medizinsystems und besonders für die Umstände von Sterben und Tod. So bilanziert 1975 der Medizinkritiker Ivan Illich:

> »Die Medikalisierung der Gesellschaft hat die Epoche des natürlichen Todes ihrem Ende zugeführt. [...] Gesundheit, die autonome Kraft der Lebensbewältigung, ist bis zum letzten Atemzug enteignet. Der technische Tod hat den Sieg über das Sterben davongetragen. Der mechanisierte Tod hat alle anderen Todesarten besiegt und vernichtet.« (Illich 1975, 149)

Auch die ersten Historisierungsversuche des kulturellen Umgangs mit dem Tod sind im Wesentlichen kritische Geschichten der Technisierung (wie auch Ökonomisierung) der Verhältnisse rund um den Tod: Illich teilt die vergangenen 500 Jahre der unter dem Druck des medizinischen Fortschrittes zu beobachtenden Veränderung des natürlichen Todes in sechs Phasen ein. Deren letzte ist der »Tod auf der Intensivstation« (Illich 1975, 126). Und Ariès brandmarkt eine »totale Medikalisierung des Todes« (Ariès 1983, 747). Es scheint, als werde der Tod durch den rapiden Wandel und im Speziellen eben: durch Technik korrumpiert.

Noch unmittelbarer stellt sich die Verbindung zwischen Tod und moderner Technik in Gestalt derjenigen waffentechnischen Neuerung dar, die ab 1945 zur Diskussion über die aktive »Selbstvernichtung« der ganzen Menschheit führt. Es ist die Atombombe, der ab 1952 dann die vielfach stärkere Wasserstoffbombe folgt. Hiroshima und Nagasaki werden ähnlich wie der Name Auschwitz auch in theoretischer Hinsicht zu einem Fanal. Einen

Meilenstein des Protestes setzen im Jahr 1955 der Logiker Bertrand Russell und der Physiker Albert Einstein: Im sogenannten *Russell-Einstein-Manifest* (oder auch *Pugwash-Manifest*), versandt als offener Brief an die Regierungen aller Großmächte, formulieren sie einen bewegenden Appell zur Rettung der Menschheit vor dem – ohne Abrüstung – durch einen Einsatz der Bombe früher oder später sicher bevorstehenden Tod. Der Text beginnt mit einer bemerkenswerten Passage, in welcher die Stellvertretung für die gesamte biologische Spezies Mensch reklamiert wird:

> »We are speaking on this occasion, not as members of this or that nation, continent, or creed, but as human beings, members of the species Man, whose continued existence is in doubt.« (Russell/Einstein 1955)

Die Verfasser des Manifests schildern die über alle Ländergrenzen hinweg katastrophalen Folgen eines Bombenabwurfs und fassen dies politisch wie auch moralisch-ethisch zu folgender Alternative zusammen: Entweder die Menschheit vernichtet sich selbst – oder sie findet nun, in dieser unausweichlichen Situation, endlich Wege, den Krieg abzuschaffen. Russell und Einstein erwägen die Möglichkeit von internationalen Abkommen zur Rüstungskontrolle, aber sie messen diesen nur eine begrenzte Bedeutung zu. Abrüstung könne zu zeitweiliger Entspannung führen, aber die Möglichkeit der Vernichtung der Menschheit bleibe bestehen. Daher lautet ihr Appell grundsätzlicher:

> »There lies before us, if we choose, continual progress in happiness, knowledge, and wisdom. Shall we, instead, choose death, because we cannot forget our quarrels? We appeal as human beings to human beings: Remember your humanity, and forget the rest. If you can do so, the way lies open to a new

Paradise; if you cannot, there lies before you the risk of universal death.« (Russell/Einstein 1955)

Karl Jaspers formuliert die Alternative 1957 ganz ähnlich, spricht aber nicht vom *universalen Tod*, sondern vom *Ende*: »... zwar nicht der Welt, nicht einmal des Planeten Erde, sondern des menschlichen Lebens« (Jaspers 1957, 8).

Wie eigenartig die Züge dieses bislang undenkbaren, gleichwohl allein durch ein menschengemachtes Artefakt in die Welt gebrachten Todes sind, entfaltet der Philosoph Günther Anders. Ein großer Teil seines Werks der Nachkriegszeit und der 1960er Jahre ist der philosophischen Kritik der Atombombe gewidmet. Anders geht von einer technikanthropologischen These aus: Der Mensch kann mehr bewirken, als er bewältigen kann, er beherrscht den von ihm selbst ausgelösten technischen Fortschritt nicht mehr, er ist ein »Prometheus«, der das von ihm selbst mitgebrachte Feuer nicht mehr bändigen kann. Angesichts modernster Technik erleben wir inzwischen nur noch, wie ungenügend wir sind. Wir empfinden eine »prometheische Scham« vor dem Artefakt: Unsere Geräte werden besser, perfekter als wir selbst. Daher räumen wir ihnen, ohnmächtig geworden, den Vorrang ein. Uns selbst, den menschlichen Faktor, empfinden wir als *faulty construction*, als »Fehlkonstruktion« (vgl. Anders 1956, 31). Gemessen an den von uns produzierten Geräten hat auch unser Erkenntnisvermögen das falsche Maß. »Prometheisches Gefälle« nennt Anders den seltsamen Abstand zwischen Herstellen und Vorstellen, welcher der gleichwohl rasend voranschreitenden Technikentwicklung zugrunde liegt: Wir stellen etwas her, dessen Wirkungen wir uns nicht vorstellen können.

Seit das Dasein unter das Zeichen der jederzeit möglichen Atombombenexplosion gestellt ist, so Anders, müsse für die Moralphilosophie an die Stelle der »Wie«-Frage (Wie sollen wir handeln?)

die »Ob«-Frage treten: ob die Menschheit weiterbestehen wird oder nicht. Eine eigenartige Apokalypseblindheit scheint uns daran zu hindern, uns den Fakten zu stellen, obwohl Hiroshima die Folgen der monströsen Waffe ja sichtbar zeigt. Dennoch ist das Zeitalter des Ob-überhaupt angebrochen:

> »Dieses ungeuerere ›Ob‹ dürfen wir nicht überhören. Bedrohlich und ominös hängt es über den Worten dieser Schrift; die Alten hätten gesagt: wie ein ›blutender Mond‹.« (Anders 1956, 239)

Oder, wie Anders es in einem Essay 1957 und später in seinem Buch *Off limits* für das Gewissen ausdrückt:

> »Dein erster Gedanke nach dem Erwachen heiße ›Atom‹. Denn du sollst Deinen Tag nicht mit der Illusion beginnen, was Dich umgebe sei eine stabile Welt. Was Dich umgibt ist vielmehr etwas, das was morgen schon ein Gewesenes sein kann; ein nur Gewesenes; und wir, du und ich und unsere Mitmenschen, sind vergänglicher als alle, die bis gestern als vergänglich gegolten haben. Denn unsere Vergänglichkeit bedeutet nicht nur, daß wir sterblich wären; auch nicht nur, daß wir tötbar wären, jeder von uns. Das war auch früher Brauch. Sondern daß wir im Ganzen tötbar sind, als ›Menschheit‹. Und ›Menschheit‹ bedeutet nicht nur die heutige Menschheit, diejenige, die sich über die Provinzen der Erde verteilt; sondern auch diejenige, die sich über die Provinzen der Zeit verteilt: Ist nämlich die heutige Menschheit tötbar, so erlischt mit ihr auch die gewesene und die künftige gleichfalls.« (Anders 1957, 218)

Tötbar sind wir nicht länger nur einzeln, sondern als ganze Menschheit – das Kriterium der »Tötbarkeit« markiert den Unterschied, um den es Anders geht: Die Rede ist gerade nicht mehr von jenem Möglichkeitshorizont eines »Sterbens« oder »Aussterbens« der Gattung, von dem beispielsweise der Darwinismus zehrt. Die Bombe steht für die reale Option der Tötung, der gewaltsamen Ermordung der Menschheit. Diese Option ist selbstgeschaffen, neu und sie übersteigt unsere Vorstellung.

Anders durchdenkt das. Die Bombe tilgt nicht nur die Menschen selbst, sondern auch ihre Spuren, alle Erinnerungsspuren. Bis auf steinerne Objekte hält nichts der ungeheuren Hitze im Zentrum einer nuklearen Explosion stand. So waren die Toten von Hiroshima bis auf wenige Reste verschwunden, aber auch für alle Gegenstände galt Ähnliches. Vielleicht noch unfassbarer als das physische Verschwinden stehe so dasjenige bevor, was man wohl als das Ende des Reichs der Symbole und des Sinns bezeichnen muss. Mit den Menschen erlöschen die Medien der Erinnerung. Das Gewesene ist kein Vergangenes mehr.

Diese den Tod in allen seinen bisherigen Formen übersteigende Absolutheit des kollektiven Endes hebt Anders heraus: Das Bild, dass unsere Geschichte mit einem Atomkrieg quasi zu Ende ginge wie das Leben eines Menschen, ist falsch – denn auch alles, was war, wird im Moment dieses Endes getilgt. Alles wird wie vergebens sein. Es wird sein, als habe es Erzählbarkeit nie gegeben. So ist »die Epoche, in die wir uns hineinmanövriert haben«, keine »im üblichen Sinn«, sie ist vielmehr »bestandslos« und sie kann durch keine nachfolgende Epoche mehr abgelöst werden:

> »In anderen Worten: *In unserer Zeit ist das Wesen der Zeit: die Vergänglichkeit, zum ersten Male* (und das heißt natürlich zugleich zum letzten Male) *zum Wesen der Epoche geworden.* Nicht nur sterblich, richtiger: ermordbar, ist unsere Epoche, sondern sie ist, was sie ist, durch ihre Sterblichkeit, bzw. Ermordbarkeit, die auch dann, wenn sie ewig währen würde, ihre spezifische Differenz bleiben würde.« (Anders 1972, 60)

Nicht nur die unvorstellbare Kraft der Technik, auch ihre gespenstische Bedienungsfreundlichkeit vertieft das prometheische Gefälle. Wie einfach es ist, mittels moderner Technik zu töten, »tarnt« im wahrsten Sinne des Wortes den Tod. Anders spricht von einer »Abschaffung der Handlung«. Im technischen Szenario wird lediglich eine Gerät bedient: Zwar *tut* jemand etwas, jedoch wird nur mehr etwas ausgelöst, dessen Folgen derjenige, der es tut, sich nicht zurechnen kann. Moderne Kriegstechnik verschleiert vor ihren eigenen Verwendern, konkret etwa den Militärpiloten, die eine Atombombe abwerfen und zünden, dass sie handeln und was infolge ihres Tuns geschieht. Der einfache Druck auf einen Knopf reicht aus, um Hunderttausenden von Menschen den sofortigen Tod zu bringen – eine winzige, harmlose Fingerbewegung, auf Anweisung vollführt irgendwo oben im Luftraum, in extremer Entfernung vom Zielgebiet, in welchem die Waffe Tod und Verderben bringen wird. »Schizotopie« nennt Anders diese Abtrennung des angreifenden Soldaten vom Ort der Wirkung seiner Waffe als dem eigentlichen Ort seines Tuns. Wer die Atombombe einsetzt, wird auf technischem Wege überlistet, er kann nicht wissen, was er tut. Macht man sich das klar, so zählen auch die Täter zu den Opfern, stellt Anders fest.

> »Während Tarnungen früher darauf abgezielt hatten, das prospektive Opfer der Tat, also den Feind, daran zu hindern, die ihm drohende Gefahr zu erkennen (oder darauf, den Täter vor dem Feind zu schützen), *zielt Tarnung nun darauf ab, den Täter selbst daran zu hindern, daß er erkenne, was er tut.*« (Anders 1972, 101 f.)

Kausalität wird kaschiert. Und sie wird auch ästhetisiert – oder soll man sagen ent-ästhetisiert? Denn den Kombattanten ebenso wie dem Medienpublikum moderner Kriegführung wird das, was die Waffen anrichten, durch Kamerablicke, durch digitale Bilder in verrückter Weise verzerrt dargestellt – ein Gesichtspunkt, den Paul Virilio für die Kriege der 1990er Jahre analysiert (Virilio 1984/[2]1991, Virilio 1991).

Weder techniktheoretisch noch todestheoretisch scheint damit ein letztes Wort gesprochen. Die Kritik der tödlichen Reichweite und der bizarren Perfektion moderner Technologien hat den Charakter einer Beschreibungsarbeit, welche philosophische Fassungslosigkeit mit einbekennt. Sie ist einerseits scharfsinnige Analyse, andererseits Apokalyptik, die moralische Stellungnahme und politisches Handeln fordert. Wie Technik und Tod grundsätzlich zueinander stehen, bleibt jedoch eine offene Frage. Sind moderne Tötungsarten eine Art ungewollte Technikfolge, oder wohnt, umgekehrt, der Technikentwicklung ein todesorientierter, ein »thanatokratischer« Zug inne – und somit auch der technisierten Gesellschaft insgesamt? Ausgearbeitete Theorien des Tödlichen im Technischen, in Technikentwicklung, Technikgebrauch, möglicherweise auch in techniktypischem »Erwarten« (Kaminski 2010), trifft man nicht nur in der Philosophie nicht an. Programmatisch hat vor diesem Hintergrund der französische Philosoph Bernard Stiegler eine Revision des bisherigen Denkens der Technik gefordert, und zwar im Namen von »Zeit« und »Tod«. Stiegler sichtet anthropologische und kulturtheoretische Quellen am Leitfaden der Philosophie Heideggers und rekonstruiert das Verhältnis von Anthropologie und Technologie ausdrücklich – nicht nur, aber auch – »als Thanatologie« (Stiegler 1994, 169).

6. Die deregulierten Tode und ihre Aktualität

»Man ist immer noch darauf aus, den Tod
mit dem Glück zu versöhnen.«[9]

Lässt sich ›das‹ Todesbild für die Gegenwart bestimmen? Oder auch nur ›der‹ Umgang mit dem Sterben? Die Medizin- und Technikkritik der 1970er und 1980er Jahre äußert vor allem Negativbefunde. Sie münden in die These vom »Verschwinden des Todes«, seiner »Entzauberung« oder gar – mit psychoanalytischem Unterton – seiner »Verdrängung«. Bis zum Ende der christlichen Zeit war der Tod eine Macht für sich, etwas Großes, das einem begegnet, das man respektiert und über das man keine Verfügungsmacht beansprucht. Eben diese Anerkennung des Todes ging in der Moderne schrittweise verloren, so die historische Linie, die Ariès und Illich zeichnen: Im Zuge seiner wissenschaftlichen und moralischen Verfügbarmachung rückte der Tod immer mehr in den Bereich der Krankheit hinein, um schließlich als bloßes biologisches »Lebensende« technisch manipuliert zu werden. Ein solches Lebensende unterwirft man ökonomischen Nutzenkalkülen. Man schiebt es professionell hinaus oder aber man stellt es durch kalte Vernichtung her.

Der Wissenshistoriker Foucault rückt demgegenüber nicht die Verdrängung und Ökonomisierung des *Todes*, sondern die zunehmende Wucht des realpolitischen Interesses am *Leben* in den Vordergrund. Foucault zufolge entfalten sich in der Moderne Formen einer »Bio-Macht«. Biopolitische Maßnahmen und Effizienzvisionen richten sich auf das stoffliche Leben, der Tod verkommt zur bloßen Begleiterscheinung von Lebensproduktion. Beschränkte sich Politik bis in die Neuzeit hinein im Wesentlichen darauf, Untertanen im Staatsinteresse (etwa zur Strafe, im Krieg) in den Tod zu schicken, so kehrt sich der politische Zugriff moderner Zeiten geradezu um. Mittels deutlich feinerer Herrschaftstechniken werden nun der gesamte Ablauf des Lebens und auch der lebendige Körper der Menschen produktiv gemacht. Für eine solche »vitale« Ökonomie der Macht ist der Tod nichts wert. Das alte – wenn man so will: todestechnische – Recht, sterben zu *machen* oder aber leben zu *lassen*, wird abgelöst durch eine lebenstechnische Macht, leben zu *machen* und sterben zu *lassen* (vgl. Foucault 1967, 165).

Foucault zieht in Erwägung, ob sich mit der modernen Realität des »Lebens« gleichwohl die Bedeutung des blasser gewordenen Todes für das Individuum erhöht. Sofern der Tod immer diffuser wird, reflektiert das moderne Individuum ihn umso angestrengter. Es *denkt* sich selbst vom Rätsel einer Endlichkeit her, die ihm – namenlos geworden – tief in seinem eigenen Inneren gegründet scheint. Von daher entwickelt sich, so Foucault, das Sprechen über die eigene, individuelle Todesangst zu einer typisch modernen Form des Todesumgangs. Der Tod wird zum Ichproblem. Er wird zur Domäne der Psychologie.

Aktuelle soziologische Diagnosen stehen dazu nicht im Widerspruch. Sie registrieren für die 1980er und 1990er Jahre weniger ein Verschwinden als eine Verlagerung der öffentlichen Aufmerksamkeit – weg vom Tod als solchem und hin zum Prozess des Sterbens. Dazu kommt eine Vervielfältigung der Umgangsweisen mit dem, was den Tod umgibt. Der Intensivstation und dem Pflegeheim stehen inzwischen Palliativstationen, Hospize und überhaupt eine neue Aufmerksamkeit für Fragen der Linderung und Pflege gegenüber. Das karge Bestattungswesen lockert sich auf, und von der Suizidfrage bis zur Gerichtsmedizin hat das Sterben in TV-Filmen Konjunktur. Lag wirklich ein »Tabu« über dem Sterben, so scheint damit inzwischen aufgeräumt zu werden. Herrscht aktuell nicht sogar eine gewisse »Geschwätzigkeit« rund um den Tod (Nassehi 2003, 2004)? Ein Zustand der Beliebigkeit und der schwindenden Regeln? Auch das kann man als Anzeichen für fortschreitende Ökonomisierung und Nutzbarmachung nehmen: Verschiedene Dienstleistungssparten und »Angebote« konkurrieren auf einem Markt, auf dem jeder seinen privaten Tod nachfragt und das eigene Sterben individuell ausgestalten soll. Was abseits dieses Marktes geschieht, kennt kaum Regeln und kann von großer Brutalität sein. Der Tod sei »nicht einmal mehr ein Tabu«, lautet eine bittere Diagnose: »Zwar wird unablässig betont, dass das Sterben ein Teil des Lebens sei. Aber wer glaubt das wirklich?« (Gronemeyer 2007, 157 f.)

6.1 Hirntod

Dass am Körper eines Gestorbenen sichere Todeszeichen erst allmählich eintreten, ist uraltes Kulturwissen. Die Folge der Todeszeichen – Ausbleiben der Atmung, des Herzschlags, Blässe, Starre, Totenflecken, Verwesung – wartete man ab, weswegen ein Toter aufgebahrt wurde und in der Regel meist über Tage dalag, bevor er als Leichnam bestattet wurde. Die moderne lebensmedizinische Perspektive steht dem zunächst einmal nicht entgegen. Im Gegenteil. Sie schärft ja den Sinn für das physiologisch erst allmählich und auch ungleichzeitig verschwindende Leben, weswegen die Sorge vor dem Scheintod eine moderne Sorge ist. Die verschwimmenden Anhaltspunkte rufen freilich nach Willkür. Ab wann genau ist jemand tot? Der Gegensatz von Leben und Tod sei »ein bloß relativer«, schreibt Max Scheler 1915 und vermerkt empört: »Kein Wunder, daß ein französischer Physiologe kürzlich den Eintritt des Todes für eine juristische Tatsache erklärte, als eine Folge der Für-tot-Erklärung durch den Gerichtsarzt.« (Scheler ca. 1915, 32f.)

Es gehört zu den spektakulären und bis heute vieldiskutierten biomedizinischen Neuerungen, dass im August 1967 eine dem Medizinbetrieb selbst angehörige Gutachterkommission der US-amerikanischen *Harvard Medical School* eine Definition vorschlug, der zufolge der Tod bereits mit dem irreversiblen Koma eingetreten sein soll, also mit dem Ausfall bestimmter Funktionen des Gehirns. Der Bericht der Expertengruppe legt eine Anzahl medizinischer Testkriterien fest, die auf den Nachweis des Erlöschens wichtiger Hirnfunktionen abzielen, so dass bei zügiger Durchführung der Tests der vollständige Tod eines bewusstlosen Menschen am Krankenbett oder auch auf dem Operationstisch nahezu sofort – und zwar juristisch verbindlich – festgestellt werden kann. Die Kriterien lauten: (1) »*Unreceptivity and Unresponsivity*«, also das völlige Ausbleiben von Reaktionen auf stark schmerzende und laute Reize, (2) »*No Movements or Breathing*«, also das Fehlen von eigener Atmungsaktivität, was bei künstlich beatmeten Patienten durch kurzzeitiges Abstellen des Beatmungsgeräts festgestellt werden soll, (3) »*No reflexes*«, also die Abwesenheit wichtiger Reflexreaktionen, angefangen beim Pupillenreflex – sie zieht sich bei hellem Licht zusammen – über Augenbewegung bei Stimulation des Mittelohrs durch Eiswasser, Schlucken, Gähnen sowie Muskelreflexe, (4) »*Flat Electroencephalogram*«, also eine flache Hirnstrom-Messkurve auf den EEG (vgl. Harvard Committee 1968, 337f.).

Das so umschriebene neue Konstrukt »Hirntod« stieß zwar nicht durchweg auf Zustimmung, so äußerte der Philosoph Hans Jonas bereits 1968 scharfe Kritik (vgl. Jonas 1985, 219). Dennoch fand das neue Instrument zur Todesfeststellung im Medizinsystem sofort Anerkennung und wurde rasch von den verschiedensten nationalen Ärzteverbänden übernommen. Mit gewissen Modifikationen ist es seither in Geltung und wird in Kliniken weltweit praktiziert. In Deutschland formulierte die *Deutsche Gesellschaft für Chirurgie* bereits im Jahr 1968 eine erste Hirntoddefinition nach dem Harvard-Muster (vgl. Wiesemann 2001).

Es sind mehrere Neuerungen, durch welche die Harvardkriterien einen historischen Einschnitt bilden – einen Einschnitt behandlungspraktischer, aber auch todestheoretischer und letztlich todespolitischer Art. Zum ersten weisen sie dem Tod einen einzigen organischen Ort zu. Nachdem bisher *alle* Vitalfunktionen erloschen sein mussten, entscheidet sich die Frage, wann ein Menschenkörper die Schwelle zum Tod überschreitet, fortan allein am Gehirn. Der Herzstillstand, das Stocken des Blutes und erst recht die noch allmählicher eintretenden Todeszeichen sind entwertet. Für den Tod des ganzen Körpers zählt allein die gemessene zerebrale Aktivität. Das eigentlich sterbliche Leben, so die Gleichung, ist Hirnaktivität. Zweitens sorgt die Hirntoddefinition für eine deutliche Vorverlegung des Todeszeitpunkts – was namentlich in solchen Fällen wichtig wird, in denen ein Patient im Koma liegt. Bei künstlicher Beatmung und intaktem Herzen tritt bei Komapatienten der physische Tod im alten Sinne des Wortes keineswegs zwingend ein. Gleichwohl kann in solchen Fällen der Körper, um den es geht, zur Leiche erklärt werden, sofern die Hirntodkriterien erfüllt sind. Der Tod datiert auf den Zeitpunkt einer ärztlichen Entscheidung. Dies ergibt drittens neue, irritierende Behandlungslagen von tiefgreifender sozialer Bedeutung: Jemand, den man mit ungeschulter Wahrnehmung niemals als tot empfinden würde, muss dem Hirntodkriterium folgend als medizinisch tot erachtet werden. Es ist jedoch schwer zu glauben, dass eine für hirntot erklärte Person eine Leiche sein soll. Denn da ist warme, durchblutete Haut, da schlägt das Herz, da heilen Wunden am Körper und da bleiben auch gewisse körperliche Regungen. So berichtet medizinisches Personal von Zuckungen, Klammerreflexen, auch Erektionen von bereits für hirntot erklärten Personen, und wenn Hirntoten Organe entnommen werden, erhalten sie muskelentspannende Präparate, werden wie Lebende narkotisiert (BioSkop 1999, 4). Der auf das Gehirn sowie diesbezügliche Tests und Messungen gestützten Todesdefinition haftet also etwas zutiefst Wahrnehmungswidriges an. Zum vierten ersetzt das Hirntodkonzept die Idee eines allmählichen und zeitlich nicht genau greifbaren Todes – eines Todes als Prozess oder Übergang – durch das Modell eines punktförmigen Ereignisses, das nicht erkennbar von sich aus eintritt, sondern nach einer gewissen Liegezeit im Koma durch ärztliche Feststellung geschaffen wird. Mit der Feststellung gilt der Tod als eingetreten: Im Kern gewinnt der Tod damit die Gestalt einer fiktiven Sekunde. Fünftens wird durch die neue Regel der Sterbeprozess nicht länger in Gestalt des Wartens auf eine von sich aus eintretende und schließlich unbezweifelbare Gewissheit begleitet. Sondern der Tod gewinnt den Charakter eines Rechtsaktes, den der Arzt unter gewissen Voraussetzungen vollzieht. Das *Harvard Committee* reflektiert diese durch das ärztliche Tun neu zu schaffende Verbindlichkeit ausdrücklich: Eine Juristenentscheidung dürfe die Feststellung des Hirntodes nicht sein, sie stehe allein einem Mediziner zu, der mindestens einen zweiten Mediziner zu konsultieren hat und so das Todesereignis sowohl schafft als auch verantwortet. Gleichwohl schafft die Entscheidung auch Recht. Erst mit ihr darf die Person im Koma als tot behandelt werden. Im Falle künstlicher Beatmung ist stets *erst* der Hirntod zu erklären und *danach* das Beatmungsgerät abzustellen, heißt es im Text:

»Death is to be declared and *then* the respirator turned off. The decision to do this and the responsibility for it are to be taken by the physician-in-charge, in consultation with one or more physicians who have been directly involved in the case.« (Harvard Committee 1968, 338)

Das Leben des Patienten wird also allein aufgrund einer Konvention – und aktiv – für beendet erklärt. Auf diese Weise nimmt sechstens und letztens der Arzt nicht nur eine neue Rolle ein: Anstatt einen für alle Anwesenden offenkundigen Tod nachträglich zu bescheinigen, stellt er ihn durch eigene Entscheidung her. Es wächst ihm auch die Macht eines Experten zu, der als Einziger die Grenze zwischen Leben und Tod aus fachlichem Ermessen heraus »kennt« und kontrollieren kann. Wird ein Mensch für hirntot erklärt, so sind Diagnose (keine Hirnaktivität) und Prognose (Irreversibilität) etwas, das Angehörige, Freunde und andere Betroffene schlicht glauben müssen. Dieser Punkt ist keineswegs trivial: Das Hirntod-Konstrukt widerspricht nicht nur der ungeschulten Wahrnehmung, sondern es entmündigt alle nichtmedizinischen Beteiligten. Die Definitionsmacht fällt den Experten zu.

Zerebralisierung – zeitliche Vorverlegung – Schaffung eines Wahrnehmungswiderstreits – Punktualisierung – Konventionalisierung – Expertenmonopol: Es liegt auf der Hand, wie brisant diese Mischung von Veränderungen ist. Man fragt sich, wozu die einschneidende neue Todesdefinition gut ist und was sie legitimiert. Zwei Gründe, warum es einer neuen Todesdefinition bedarf, nennt der Harvard-Bericht selbst. Zum einen gebe es enorme Fortschritte bei der Lebenserhaltung Schwerstkranker. In Fällen einer irreversiblen Hirnschädigung werde hier die Belastung für Angehörige und Kliniken sehr groß, auch die Krankenhausbetten seien knapp, die komatöse Patienten belegen. Zum anderen habe die Diskussion über veraltete Todeskriterien mit dem Problem der Beschaffung von Organen für die Organtransplantation zu tun (vgl. Harvard Committee 1968, 337). Auch wo es um die ärztliche Entscheidung geht, taucht im Text das Szenario einer Organentnahme auf:

> »It is further suggested that the decision to declare the person dead, and then to turn off the respirator, be made by physicians not involved in any later effort to transplant organs or tissue from the deceased individual.« (Harvard Committee 1968, 339)

Welches Interesse hat möglicherweise der Arzt an einem durch den Hirntod ermöglichten Zugriff? Das berührt den kritischen Punkt: Geht es in Wahrheit lediglich darum, atmende, durchpulste Körper frühzeitig zur Leiche zu deklarieren, um ihnen die »lebendigen« Organe zu entnehmen? Löst der Hirntod – man braucht Krankenhausbetten und Organe – eigentlich ein Ressourcenproblem?

Der Verdacht steht bis heute im Raum. Die neue Todesdefinition verlagert den Tod mit Gewalt nach vorn, um Freiräume für die Organverwertung zu gewinnen:

> »[D]ie Erlaubnis nicht nur, die Lungenmaschine abzustellen, sondern nach Wahl auch umgekehrt sie (und andere ›Lebenshilfen‹) weiter anzuwenden und so den Körper in einem Zustand zu erhalten, der nach älterer Definition ›Leben‹ gewesen wäre (nach der neuen aber nur dessen Vortäuschung ist) – damit man an seine Organe und Gewebe unter den Idealbedingungen herankann, die früher den Tatbestand der ›Vivisektion‹ gebildet hätten.« (Jonas 1985, 221)

Sowohl die wissenschaftlich verengten Begründungszusammenhänge des Hirntodkriteriums (Hoff/In der Schmitten 1994, Schlich 1999, Schneider 2001) als auch die im Klinikalltag entstehenden menschlichen Probleme, die das Hirntodkriterium verursacht, (Baureithel/Bergmann 1999, Lindemann 2001) wurden vielfach kritisiert. Bis heute hat das auf medizinischer Setzung beruhende Lebensende keine fraglose Normalität erlangt.

Auch die historische Forschung zeigt, dass der Zweck der Organbeschaffung bei der Etablierung des Hirntodes eine wichtige Rolle spielte. Zwar hatte der Tod schon vor dem Anstieg des Bedarfs an Organen (Nieren, Lebern, Herzen, Lungen) mit der Transplantationschirurgie seit den 1960er Jahren seine Kompaktheit verloren. Bereits in den 1950er Jahren löste er sich behandlungspraktisch zunehmend in »Vitalfunktionen« auf, die man separat aufrechterhalten kann – etwa durch Beatmung oder andere Formen der Intensivbehandlung (Schellong 2001). Das Anhalten von Atmung und Kreislauf wird reversibel. So verwischt sich die Grenze von Leben und Tod, und der neue Spielraum einer »Intensivmedizin« entsteht, für die das Individuum nur teilweise oder nur vorübergehend gestorben sein kann. Gleichwohl lässt sich wie am Harvard-Bericht auch an den Dokumenten zur Einführung der deutschen Hirntod-Definition 1968 sehr wohl zeigen, dass das Interesse an Organgewinnung eine zentrale Rolle spielte: »Die von Befürwortern des Hirntod-Konzepts postulierte naturwissenschaftliche Notwendigkeit und Zwangsläufigkeit der ›Entdeckung‹ des Hirntodes hat es [...] nicht gegeben.« (Wiesemann 2001)

In der medizinischen Todestheorie hat sich mit dem Hirntod das Todesverständnis noch klarer als vorher in Richtung eines Prozessmodells verschoben, für welches die Frage der Irreversibilität einer zum Tod führenden Krankheit oder aber der Schädigung des Gehirns zum entscheidenden Kriterium wird. Der Hirntod ist der maßgeblich prognostisch legitimierte Endpunkt einer »Verschlechterungsphase und der eigentliche Todeszeitpunkt des Menschen, der den Sterbeprozess des Menschen abschließt«, wobei dann noch eine »Phase des dissoziierten Hirntodes«, nämlich eines »hirntoten, noch überlebenden Körpers« folgt. (Vgl. Spittler 2003, 75, 77) Auch die aktuellen Richtlinien der deutschen Bundesärztekammer zur Hirntod-Diagnose schreiben dieses gestufte Schema fest: Der Hirntod gilt als Ende des Sterbens, als »naturwissenschaftlich-medizinisch« festgestellter Tod, bei dem man aber bis zum Tod des restlichen Körpers »durch kontrollierte Beatmung die Herz- und Kreislauffunktion« noch aufrechterhält (vgl. Bundesärztekammer 1997). Eine Art Dreiteilung ist entstanden: Es gibt lebende Menschen, es gibt »hirntote« Menschen, definitionsgemäß tot, aber mit noch lebendem Körper, und schließlich gibt es – nach Herz- und Atemstillstand – den Leichnam im engeren Sinn.

Der eigenartige Status der Hirntoten sucht dabei rechtsgeschichtlich seinesgleichen. Hirntote sind juristisch gesehen nicht mehr tötbar, der Körper jenseits des gesondert für tot erklärten Gehirns darf verletzt und verwertet werden, was mit der Gewebe- und Organentnahme geschieht. Zugleich sind Hirntote offenkundig in einem bestimmten Sinne nicht tot. Sie zeigen Reflexe, und man hat nicht abgewartet, ob ihr Zustand sich nicht doch noch bessert. Das Hirntodkriterium ist rigoros und schafft Eindeutigkeit, aber neue Felder der Uneindeutigkeit tun sich auf. Der Philosoph Giorgio Agamben spricht von einem »Schwanken« jenes Todes, der da neu geschaffen worden ist, und erinnert an einen der ersten, durch die Massenmedien über Jahre verfolgten Nicht-Tode einer Patientin im Koma:

»Ein perfektes Beispiel für dieses Schwanken des Todes ist der Fall von Karen Ann Quinlan, einem amerikanischen Mädchen, das in tiefes Koma gefallen war und während Jahren mittels künstlicher Beatmung und Ernährung am Leben gehalten wurde. Auf Antrag der Eltern gewährte am Ende ein Gericht, die künstliche Beatmung abzuschalten, da das Mädchen als tot zu betrachten sei. An diesem Punkt fing Karen, obwohl sie im Koma blieb, wieder natürlich zu atmen an und ›überlebte‹

mit künstlicher Ernährung bis 1985, dem Jahr ihres natürlichen ›Todes‹. Es ist offensichtlich, daß Karen Ann Quinlans Körper in Wirklichkeit in eine Zone der Unbestimmtheit getreten war, in der die Wörter ›Leben‹ und ›Tod‹ ihre Bedeutung verloren hatten ...« (Agamben 1995, 172 f.)

Es ist schwer zu sagen, ob die neue Spanne der klinisch aus dem Leben herausdefinierten Komazustände *zwischen* Leben und Tod liegt oder *jenseits* von beidem. Jedenfalls schrumpft mit der Einführung des Hirntodes der Radius dessen, was als »lebender« Mensch gilt und rechtlichen Schutz genießt. Zugleich nähert sich der Lebensbegriff dem Kriterium der mentalen Leistungsfähigkeit an. Die separat manipulierbaren Vitalfunktionen sind nur mehr Instrumente, die Biomedizin respektiert diese Vitalfunktionen nicht, sondern situiert den Tod im Kopf. So pflegt und behandelt man das Individuum lediglich zum Zweck des Erhalts des Gehirns.

6.2 Sterben als psychologisches Projekt

Die Seele aber? Auch in dieser Frage gilt die Aufmerksamkeit nicht länger dem Tod, sondern dem Sterben. Im Jahr 1969 erscheint die Studie *On Death and dying, Interviews mit Sterbenden*, geschrieben von der US-amerikanischen Ärztin Elisabeth Kübler-Ross. Die Geste des Buchs, das bald zum Weltbestseller wird, passt bestens in die damalige Zeit. Es geht um Tabubruch. Das Schweigen eines Medizinsystems soll beendet werden, das dem Sterben keinen Raum gibt und die harten Realitäten der modernen Klinik mit einem Sprechverbot belegt. Kübler-Ross' Untersuchung dokumentiert Gesprächsausschnitte mit Patienten, die das Sterben vor sich haben. Nur gegen Widerstände des Normalbetriebs im Krankenhaus konnten solche Interviews geführt werden, betont die Autorin (vgl. Kübler-Ross 1969, 27 f., 205 ff.), der sanfte Aufruf zum Widerstand gegen die Routinen der Institution ist unüberhörbar.

Wie wird heute, unter medikalisierten Bedingungen, im Krankenhaus gestorben? Was wissen wir darüber, wie Sterbende den Tod erleben – einen Tod, der in der Krankenbehandlung verschwindet? Und schließlich: Wie kann der Tod im Krankenhaus »humaner« werden? Mit diesen Fragen mobilisiert Elisabeth Kübler-Ross einerseits die Aufmerksamkeit für ein Stück vernachlässigter Erfahrungswelt hochtechnisierter Wohlfahrtsstaaten. Zum anderen will sie aktiv gegen eine »Verleugnung« der Sterblichkeit vorgehen, welche die moderne Gesellschaft beherrscht:

> »Die Existenz von Massenvernichtungsmitteln können wir ebensowenig aus der Welt schaffen wie die Tatsache, daß Wissenschaft und Technik uns künftig gestatten werden, immer mehr lebenswichtige Organe zu ersetzen, so daß die Entscheidung über Krieg und Frieden auf der einen Seite, über Leben und Tod, Spender und Empfänger auf der anderen immer schwerer wiegen, beziehungsweise immer häufiger getroffen werden müssen. [...]
>
> Wenn auch jeder von uns seine eigene Methode hat, diese Probleme vor sich herzuschieben, bis er ihnen nicht mehr ausweichen kann, so vermag er sie doch nur zu lösen, wenn er bei sich selbst anfängt und seinen eigenen Tod akzeptiert. Das ist natürlich kein Vorgang, der in Massen zu absolvieren oder von Computern zu steuern wäre – hier muß jedes einzelne menschliche Wesen seinen Weg allein finden. Aber wenn auch jeder das Bedürfnis hat, das Thema so lange wie möglich auszusparen, wäre es fruchtbar, wenn wir endlich anfangen wollten, der Möglichkeit unseres eigenen Todes ins Auge zu sehen – zum Wohl unserer Patienten, unserer Familien, und schließlich auch der Nation.« (Kübler-Ross 1969, 22 f.)

Die Realität unseres eigenen Todes »annehmen« – das klingt auf den ersten Blick ein wenig wie die antike Ethik der Sorge um sich. Es geht Kübler-Ross jedoch nicht um eine individuelle, sich selbst gewidmete Übung, sondern darum, sich objektiven psychologischen Wahrheiten zu stellen. »In unserem eigenen Unterbewußtsein können wir den eigenen Tod nicht begreifen, sondern halten uns für unsterblich.« (Kübler-Ross 1969, 19) Eben diesem Fehlurteil aber müssen wir uns stellen. Leugnen wir die schmerzliche Wahrheit, so verursacht dies Angst und Aggression. Daher gilt es, auf Wunschdenken und Verdrängung zu verzichten:

> »Vielleicht müssen wir uns wieder dem einzelnen menschlichen Wesen zuwenden, ganz von vorn anfangen und dann versuchen, den eigenen Tod zu fassen und zu lernen, diesem tragischen, doch unausweichlichen Geschehen mit weniger Verwirrung und Angst entgegenzusehen.« (Kübler-Ross 1969, 20)

Mittels zahlreicher Patientengeschichten verdeutlicht Kübler-Ross, wie das gemeint sein soll. Ihre zentrale These lautet, dass Menschen – also in einem ziemlich diffusen Sinne »wir« – nach der Konfrontation damit, dass unser eigenes Sterben bevorsteht (etwa nach der Diagnose einer weit fortgeschrittenen tödlichen Erkrankung), typischerweise fünf, psychologisch gesehen jeweils für sich wichtige Phasen durchmachen. In ihnen setzen wir uns mit dem Wissen um den anstehenden eigenen Tod auseinander, finden am Ende eine gute, harmonische Einstellung zur Situation und können friedlich sterben.

Die erste typische Reaktion auf die Gewissheit, dass der eigene Tod in absehbarer Zeit bevorsteht, ist Kübler-Ross zufolge ein Nichtwahrhabenwollen und damit verbunden eine Haltung der Selbstisolation. *Nein, nicht ich*, so lautet der psychische Reflex. Die Betroffenen schieben das Thema von sich und wollen darauf nicht angesprochen werden. Dem folgt eine zweite Phase des Zorns. *Die anderen dürfen weiterleben: wie ungerecht!* Hier schwingt Neid mit, aber auch eine mehr oder weniger große Menge Aggression. Je nach Gemütslage der Beteiligten bricht diese Aggression auch offen aus. Als eine dritte Phase identifiziert Kübler-Ross dann ein Verhalten, das sie »Verhandeln« nennt: Die Betroffenen versuchen, im Gespräch mit ihrer Umgebung, mit den Ärzten oder – ist Religion im Spiel – vielleicht auch mit Gott kleine zeitliche Spielräume zu erwirken: *Wenn ich dies und jenes tue, erhöht sich dann vielleicht die Wahrscheinlichkeit, dass es noch ein bisschen länger dauert, bis es soweit ist? Lass mich noch so lange leben, dass ich den Geburtstag meines Sohnes erlebe.* In einer vierten Phase machen sich Resignation und Verzweiflung breit. Erst in einer fünften Phase finden Sterbende dann schließlich eine innere Zustimmung zur eigenen Lage, gewinnen Ruhe und beginnen in Gelassenheit auf das eigene Leben zurückzublicken. In dieser fünften Phase bereitet sich die sterbende Person innerlich befreit auf das eigene Sterben vor.

Die fünf Phasen sind »Verteidigungsmaßnahmen im psychiatrischen Sinn« (Kübler-Ross 1969, 120). Nach Kübler-Ross folgen sie im Normalfall aufeinander, können sich aber auch überlappen, und gewisse Abweichungen sind möglich. Insbesondere die Erreichung der fünften Phase kann fraglich sein – hier soll Therapie helfen. Zwar werden Schwerstkranke und Sterbende in allen Phasen von einer Hoffnung begleitet, die tief im Inneren jeder hat. Gleichwohl bedarf es oft professioneller Begleitung, damit Sterbende nicht im Unglück einer Phase verharren. Ähnlich benötigt auch die Umgebung der Sterbenden Unterstützung. Denn im Umgang mit dem Unvermeidlichen durchleben die Angehörigen und Freunde von Menschen, die sterben müssen, Phasen des Abschieds, die den Sterbephasen ähneln. So müssen auch Trauernde begleitet werden – aus der Phase der Isolation in eine des Zorns und schließlich des Friedens (vgl. Kübler-Ross 1969, 151 ff.).

Die Botschaft, die mit Kübler-Ross bis heute um die Welt geht, ist eine doppelte: Zum einen soll jeder von uns die Konfrontation mit dem eigenen und dem fremden Tod wagen. Den Blick abzuwenden ist Verleugnung, Verdrängung, Flucht. Zum anderen richtet sich der Appell der Ärztin an das Medizinsystem. Mit der psychologischen Eigengesetzlichkeit des Sterbens gilt es richtig umzugehen – im Wege einer Therapie, die vor allem aus hinhörenden Gesprächen besteht, aber auch interveniert: In der Leugnungsphase muss man geduldig nachhaken, in der Zornphase darf man die Aggressionen nicht persönlich nehmen, in der Verhandlungsphase gilt es zu erkennen, welche situative Bedeutung das Feilschen um kleine Besserungschancen für das Ringen des Sterbenden um inneren Frieden hat. Und in der Depressionsphase darf man den Kontakt zu den Sterbenden nicht verlieren, damit sie die Phase der Zustimmung und des ruhigen Zugehens auf den Tod schlussendlich auch erreichen.

Was dem angestrebten Prozess des friedlichen Abschieds schadet, sagt Kübler-Ross weniger deutlich, liegt aber auf der Hand: Rebellion gegen das Unabwendbare, unbändiger Wille zum Leben, Weigerung, dem Sterben ins Auge zu blicken. All das tut nicht gut, sondern verursacht eine – so die tiefenpsychologische Grundannahme – gegebenenfalls unbewusste, unterschwellig wirksame Angst. Es ist daher legitim, dem Patienten die Augen zu öffnen.

Für das Gespräch plädiert Kübler-Ross noch aus einem weiteren Grund: weil für die Lebenden die Gespräche mit den Sterbenden eine Bereicherung sind. Auch »wir« finden in solchen Gesprächen eine Gelassenheit wieder, welche das Todestabu der Moderne uns genommen habe:

> »Vielleicht wäre es für den Weltfrieden gut, wenn man einmal die Einstellung der führenden Männer zum Tode untersuchen

würde, jener Leute, die unwiderrufliche Entscheidungen über Krieg und Frieden zwischen den Nationen treffen. Wenn wir uns alle bemühten, den eigenen Tod ins Auge zu fassen, unsere Ängste den anderen mitzuteilen und ihnen dadurch zu helfen, sich mit solchen Gedanken vertraut zu machen, dann würden vielleicht um uns herum nicht so viele zerstörerische Kräfte am Werk sein.« (Kübler-Ross 1969, 19)

Aus ganz anderen als den im Zusammenhang mit dem »Hirntod« vorgetragenen Gründen verlangt auch Kübler-Ross die Einführung eines neuen, gesonderten Status für diejenigen, die sich in der Nähe des Todes befinden. Ihre Sterbepsychologie schließt sich den Forderungen der ebenfalls in den 1960er Jahren entstandenen Hospizbewegung an: In der Klinik und überhaupt aus ärztlicher Sicht muss es neben dem »Kranken« (den man behandelt mit der Perspektive, dass er wieder gesund werden wird) den eigenständigen Status des »Sterbenden« geben. Es erscheint grausam, Sterbende wie Kranke zu behandeln, sie also nur mit der Perspektive der Gesundung zu konfrontieren – welche auf sie ja offenkundig nicht passt. Nur eine gesonderte und anerkannte Sterbephase ist ehrlich mit den Betroffenen und lässt sie nicht allein. Es bedarf des Respekts gegenüber der besonderen Situation Sterbender, einer Ent-Medikalisierung und einer neuen Form der professionellen Begleitung Sterbender sowie eigener Räume – also gesonderter Institutionen – für ein gutes Sterben.

Das Signal für den besseren Umgang mit den Sterbenden hat sich in den USA wie in Europa in den 1970er und 1980er Jahren in großer Geschwindigkeit verbreitet – nicht allein durch Kübler-Ross, aber doch durch das berühmte Buch maßgeblich mit veranlasst. Seit den 1990er Jahren etablieren sich Hospize, also gesonderte Sterbestationen oder ganze Sterbehäuser als immer noch kleiner, aber doch fester Bestandteil des öffentlichen Gesundheitssystems westlicher Wohlfahrtsstaaten. Hospize machen sich die sterbepsychologische Programmatik zu eigen und werden vor allem von Pflegern und eigens geschulten Laien betrieben. Daneben hat auch die Medizin begonnen, Fragen nach einer lindernden Begleitung des Sterbens gesondert zu stellen. So gibt es seit einiger Zeit die sogenannte »Palliativmedizin«, eine Schmerzbehandlungsmedizin, als eigenständiges medizinisches Fach. Psychotherapeutische Angebote unter Stichworten wie »Trauerabeit« oder »Abschiedlichkeit« bilden außerdem einen noch einmal eigenständigen Markt – von der offenen Gesprächsgruppe bis zur Einzelbehandlung. Und was jenes ominöse fünfte Stadium angeht – wie erlebe ich friedliches Einvernehmen mit dem Sterben? – blüht auch die Esoterik, mit Thesen zum glücklichen Fortleben im ewigen Licht, zu »Nahtoderfahrungen« und einem »Leben nach dem Leben« (Moody 1975). In ihren späten Schriften hat auch Kübler-Ross dergleichen propagiert. Mit den 1980er Jahren beginnt eine regelrechte »thanatologische Welle« (Bender 1983, 123, 126), die wohl noch nicht beendet ist.

Man kann die Geschichte des heroischen Kampfs um die Wiederentdeckung und neue Sichtbarkeit des Sterbens seit den 1970er Jahren als eine Erfolgsgeschichte erzählen. Ein emanzipatorisches psychologisches Projekt sorgte für einen Zugewinn an Patientenautonomie, einen Sieg Davids über den Goliath der Apparatemedizin. Die zuvor brutal übersehenen Sterbenden konnten sich ihren eigenen Raum erstreiten. Ihre »wahren« Bedürfnisse werden – wie der Tod selbst – nicht länger verdrängt. Sondern anerkannt. Und behandelt. Anders als den Patienten im Krankenhaus weist man den Bewohnern im Hospiz heute eine »Sterberolle« (Göckenjan 2008) zu.

Allerdings fügt sich der Vormarsch der Sterbepsychologie vielleicht doch ein wenig glatt ins Bild vom in der Moderne erst verlorenen und dann wiedergefundenen Tod. Denn was genau wird – wenn überhaupt – in der Psychologie rehabilitiert? Nicht der Tod, sondern das Sterben, und zwar indem man es einem Modell unterwirft. Die Aufmerksamkeit, die Kübler-Ross einfordert, unterscheidet sich deutlich von Formen stoischen oder epikureischen Gleichmuts, von christlichem Gottvertrauen oder von rationaler Gelassenheit. Dem Schema der fünf erforderlichen Abschiedsphasen wohnt die Idee einer »gesunden« psychischen Öffnung inne, die einer unbewussten Dynamik in unserem Inneren Raum gibt, welche bearbeitet werden muss, damit sie uns nicht schadet. Das läuft auf eine auch wieder spezifisch moderne Deutung des Todes hinaus: Der Tod ist etwas, das Druck aufbaut und von dem man unbedingt und möglichst ehrlich *sprechen muss*, um gut sterben zu können. »Gut« sterben wiederum heißt: Sterben ohne Angst wie auch überhaupt ohne starke Gefühle, dafür aber bewusst: »Der Schmerz scheint vergangen, der Kampf ist vorbei, nun kommt die Zeit der ›letzten Ruhe vor der langen Reise‹, wie es ein Patient ausdrückte.« (Kübler-Ross 1969, 99)

So besehen handelt es sich bei dem Modell der Sterbephasen – mit seiner Fluchtrichtung auf »Annehmenkönnen« und Harmonie – um ein stark normativ angelegtes und durchaus strenges Modell. Der individuellen Reaktion auf eine Todesprognose liegt ein psychisches Naturgeschehen zugrunde. Zwar soll das Schema nicht ganz starr gedacht werden. Gleichwohl funktioniert es als Muster – und als Blaupause für den Behandlungsbetrieb: für das, was ein Patient normalerweise empfinden soll. Es gibt Kritiker des Ansatzes von Kübler-Ross. Sie weisen darauf hin, dass das Schema empirisch schlecht belegt ist (Metzger 1980), dass es bei näherem Hinsehen durchaus nicht wirklich auf die Praxis passt (Germain 1980) – und dass es sich um ein psychologisch verkapptes, ganzheitliches Harmonisierungsprogramm handelt (Corr

1993, Thiede 1994). Gleichwohl bestimmt Kübler-Ross' Phasentheorie bis heute den Diskurs über Sterben und Tod. Und sie prägt die klinische Normalität.

Gerade weil das Versprechen der friedlichen Akzeptanz des Todes im Raum steht, erscheinen hartnäckig anders gelagerte Einstellungen zum Tod als pathologisch – oder mindestens als Resultat repressiver Verhältnisse und persönlicher Defizite. Was aber ist mit Menschen, die auch am Ende schlichtweg nicht gern sterben? Ist mit denen wirklich »objektiv« etwas nicht in Ordnung? Sind sie in der zweiten oder in der vierten Phase hängengeblieben? Müssen sie sich Hilfe suchen? Muss man sich im Zweifel regelrecht in den eigenen Tod hineintherapieren lassen? Und sollten auch Angehörige sich Vorhaltungen machen, wenn sie bis zum Schluss gegen den Verlust eines geliebten Menschen schlichtweg rebellieren?

Auch die Trennung von Patienten (also Kranken mit Aussicht auf Heilung) einerseits und Sterbenden andererseits sorgt für eine Unterteilung, über die man streiten kann. Woran bemisst es sich, ob man jemanden als »Sterbenden« und nicht mehr als Kranken einstuft, also nicht mehr auf Besserung setzt, sondern nur noch auf das Sterben blickt? Ironischerweise muss gerade die für mehr »Autonomie« im Sterben plädierende Hospizbewegung sich hier weitgehend auf die Sicherheit von ärztlichen Prognosen verlassen. Denn im Grunde sind die von Kübler-Ross' beobachteten fünf Phasen ja weniger Reaktionen auf einen eigenen Zustand als vielmehr Reaktionen auf ein durch das Medizinsystem zugemutetes Wissen: *Dir geht es sehr schlecht, du wirst nicht mehr lange leben.* Ist diese Fristsetzung aber schon die Konfrontation mit dem Tod? Ist sie nicht lediglich die Konfrontation mit einer bestimmten Prognosemacht, die dem verantwortungsvollen Patienten die Aufgabe zumutet, das Sterben als Prozess zu sehen und im Sinne einer »Arbeit«, die zu leisten ist, auf sich zu nehmen?

Es bleibt der Eindruck, dass die Sterbepsychologie den Umgang mit dem Sterben auf ihre eigene Weise normiert und naturalisiert. Eine neue Mischung aus psychologischer Notwendigkeit und Vernunfteinsicht führt dazu, dass wir uns in eine objektive Modellierung des »guten Todes« fügen.

6.3 Liberale Sterbehilfe und biologische Todlosigkeit

Intensivmedizin, Hospiz, Sterbepsychologie, Esoterik: Mit dem Interesse für die persönliche Ausgestaltung des Sterbens und auch dem Schlagwort »Patientenautonomie« nimmt die Vielfalt der Todesoptionen zu. Soll man von Deregulierung sprechen? Jedenfalls fügt sich die Sterbepsychologie der 1970er Jahre durchaus gut zur Programmatik von Sterbehilfevereinen, welche ebenfalls Selbstbestimmung und eine gesonderte Institutionalisierung des Sterbens fordern.

Die Geschichte des modernen Sterbehilfegedankens beginnt um 1900, und zwar im Zusammenhang mit eugenischen Überlegungen zum Lebenswert, die sich im Gefolge des Darwinismus sowohl auf das fremde als auch auf das eigene Leben anwenden lassen. Wenn der Wert des eigenen Lebens ins Minus gerät, ist Freitod geboten, so argumentiert 1895 Adolf Jost, Ökonom und früher Verfechter eines *Rechts auf den Tod* – und er setzt diese Überlegung fort. Dieselbe Begründung soll auch gleich die Legalisierung einer Fremdtötung mit umfassen. Wer nicht selbst einsieht, dass sein Leben nichts mehr wert ist und/oder die Tat nicht verrichten möchte, dem darf und sollte die Gesellschaft den Tod geben. Etwa indem ein Arzt diese Aufgabe übernimmt. Wir »verletzen«, so Jost über Tötung auf Verlangen und Gnadentod gleichermaßen, vielleicht alle »eine Pflicht«, »wenn wir diese Unglücklichen ihrem hoffnungslosen Leben überlassen« (Jost 1895, 2).

Damit ist die paradoxe Grundfigur (Gehring 2006, 203 ff.) der modernen Sterbehilfe genannt. Sterbehilfe ist zwar kein Suizid (den man selbst verübt), gleiche ihm aber als eine Art »eigener« Tod von fremder Hand. Tötung wird neu legitimiert: Ein Arzt, eine staatlich autorisierte Stelle nimmt den tödlichen Akt vor, als eine Dienstleistung, die gewissermaßen im Auftrag des Betroffenen geschieht – oder aber vorgeblich zu seinen Gunsten. Erlaubt soll das sein aufgrund der Gewissheit, der Betroffene wünsche den Tod oder aber eine objektive Bewertung ergebe, dass der Betroffene seinen Tod eigentlich selbst wünschen müsste. Nicht nur die brutale Masseneuthanasie, auch die liberale Sterbehilfe heutigen Typs ist also keine Nachfahrin des Freitods, sondern setzt voraus, dass der Staat eine Fremdtötung – quasi als Serviceangebot – erlaubt. Dies wiederum setzt eine gesellschaftliche Gewolltheit voraus, kurz: *Bedingungen*, die erfüllt sein müssen und immer auch ein Sozialnutzenkalkül enthalten. So erfordert die Inanspruchnahme von Sterbehilfe in den Ländern, die sie vorsehen, beispielsweise eine schwere Erkrankung, eine sogenannte »infauste« Prognose, oder andere, auch informelle Bedingungen – etwa ein hohes Alter. Eine überlastete junge Mutter oder ein junger gesunder Mann mit Liebeskummer werden keine Sterbehilfe bekommen. Jemand, der mit achtzig befürchtet, an Alzheimer zu erkranken, vielleicht in naher Zukunft durchaus doch. »Autonomie« und gesellschaftliches (Lebens-)Werturteil, also potenzielle Fremdtötungsabsicht, gehen untrennbar ineinander über (Fittkau 2006).

Die sich seit den 1980er Jahren schrittweise lockernde Sterbehilfegesetzgebung der europäischen Länder bildet das ab: Nicht jeder darf Sterbehilfe in Anspruch nehmen. In den Niederlanden, Belgien und Luxemburg ist eine schwere Erkrankung, in Deutschland eine zum Tod führende Erkrankung die Voraussetzung für einen Verzicht auf medizinische Leistungen, zu denen der Arzt ansonsten verpflichtet wäre. Entsprechende Willenserklärungen der Betroffenen – in Deutschland auch das Sterbenlassen aufgrund »mutmaßlichem Willen« – sind medizinrechtlich geregelt. In der Schweiz ist die Rechtslage offener: Hier ist der sogenannte »assistierte Suizid« nur durch die Verschreibungspflichtigkeit des tödlichen Medikaments an das Medizinsystem geknüpft.

Ist der Sterbehilfetod ein »guter« Tod? Die Frage wird kontrovers diskutiert. Durch Texte wie den 1976 erschienenen Essay *Hand an sich legen* des jüdischen KZ-Überlebenden Jean Améry steht der persönliche, eindringlich formulierte Anspruch auf den Selbstmord im Raum (Améry 1976) und rückt die Frage der institutionellen Sterbehilfe in ein positives Licht – zugunsten des Dienstleistungsgedankens und eines (zugleich von den Gesundheitssystemen zunehmend gewollten) *Right to die*. Die aktuellen Debatten zehren von der weiten Idee einer Selbstbestimmung, welche die Option, sich unter definierten Voraussetzungen töten zu lassen, mit umfasst und als Anspruchsgrundlage gegen den Staat formuliert wird. Dass weder Kant noch Hegel den Tod von fremder Hand – also den Bruch des Fremdtötungsverbots, und sei es durch den Arzt – als Fall von »Autonomie« betrachten würden, versteht sich von selbst. Nach Kant verstößt die Sterbehilfe gegen die Pflichten gegen sich selbst, nach Hegel kann es lediglich für mich selbst eine gewaltlose Freiheit sein, mir das Leben zu nehmen. Es scheint jedoch, als schwinde heute im Zusammenhang mit Sterbehilfe das Alarmgefühl gegenüber staatlich erlaubter Tötung. Inzwischen betrachten wir die biopolitische Option des Sterbehilfetodes als (nahezu) normal.

Kontrolliert sterben also. Oder besser gar nicht? Tatsächlich rückt auch die Option einer Abschaffung des Todes in den Bereich des biomedizinisch Denkbaren. Sind Alterung und der sogenannte natürliche Tod biologisch überhaupt notwendig? Sterben wir am Ende aufgrund von Zellmechanismen, die Defekte sind und sich auf biotechnischem Wege beseitigen lassen? Der modernistische Traum vom »neuen Menschen« umfasste schon früh Visionen der Unsterblichkeit (Groys/Hagemeister/Kassek 2005). Seit einigen Jahren wird nun die Möglichkeit nicht alternder Körper – und dies jenseits »transhumanistischer« Zukunftsvisionen – durch den neuen medizinischen Zweig der sogenannten Biogerontologie geprüft und auch von Philosophen diskutiert (Knell/Weber 2009). Die Todlosigkeit, die Weismann der Keimzelle zusprach, soll dem menschlichen Individuum zuteil werden. Wobei eine solche Aufhebung der Sterblichkeit wohl eher biologische Todlosigkeit genannt werden sollte: Tötbar würde der Mensch bleiben, und auch Krankheiten können ihn ereilen. So bliebe die Endlichkeit bestehen, der Tod würde eher auf eigenartige Weise verschoben und das Erwachsensein gliche einem langen, flachen, nun vor allem durch die Länge der eigenen Geschichte mit zeitlichen Prägemarken versehenen Bogen.

Die Sicht einer solchen – bislang nur ausgemalten – Zukunft auf das Sterben kennen wir nicht. Würde die Sorge vor dem Tod wachsen? Würde man ihn vermissen? Würde er romantisiert? Jedenfalls dürfte die biologische Todlosigkeit nicht unbedingt alte Träume realisieren. Mit der Unsterblichkeit der Götter, dem Fortleben der platonischen Seele, der göttlichen Ewigkeit hätte eine zwar ent-endlichte, aber eben doch tötbare Verfassung des Menschen nichts zu tun.

7. Schluss

»Der Tod« ist keine Größe mehr, nicht länger ein Eigenname. Dem alten Singular fehlt der Halt. Dies scheint auch die Theoriegeschichte zu zeigen.

Über das zum Leben gehörige *Sterben* hingegen kann man heute – das suggeriert Wissenschaft – etwas wissen. Mehr noch: dieses Wissen halten wir für mitteilbar und es verspricht Kontrolle. So wird dasjenige, was in der europäischen Tradition Tod genannt wurde, inzwischen in die Hände von Experten gegeben und in disziplinäre Zuständigkeiten zerlegt. Wird das Sterben – auch wenn das Sterben eines Anderen und erst recht das eigene Sterben etwas radikal Unbekanntes bleibt – durch professionelles Wissen aber sicherer? Angenehmer? Beherrschbar? Könnte es vielleicht sogar einer Handlung ähneln? »Im Zeitalter des Machens darf es eigentlich keine ungemachten Geschehnisse geben«, schreibt Günther Anders in einem Fragment über *Die Antiquiertheit des Sterbens.* In der Intensivstation der (imaginären) Stadt Vaslegas, so Anders, seien am Körper angebrachte Sterbeapparate

> »an sound tapes angeschlossen, die – man klage nicht über die Gemüts- oder Kulturlosigkeit unseres Zeitalters – im Augenblick des eintretenden Todes automatisch die ersten fünf Takte des Chopinschen Trauermarsches auftönen lassen.« (Anders 1980, 147)

Medien tun das Ihrige dazu, dass wir uns den Tod – modern, wie er ist – als angenehmes Lebensende bebildern. Psychologisch gut begleitet und verdrängungsfrei ins Auge gefasst, können wir uns auf ein Ende einstellen, das man sich am liebsten im Katalog aussuchen würde. Vor allem soll es angenehm sein: kurz, schmerzfrei, sorgenlos, glatt.

Auf der anderen Seite schwelgen Medien in mehr oder weniger fiktionalen Bildern vom Sterben – Gewalt, Zerstörung, auch Todesangst lassen sich in variablen Formaten konsumieren. Dass die Moderne den Kontakt zum Tod gänzlich verloren hat, ist so sicher eine Fehlannahme. Aber sie hat ihn auch visuell kleingearbeitet, ins Lebensdienliche zerlegt und vielleicht auch verwildern lassen, dort wo professionelle Teilzuständigkeiten enden.

Philosophie bringt hier nichts zusammen. War das Denken je mehr als eine weitere lediglich professionelle – also teilzuständige – Anstrengung, dem Tod prospektiv das Gewicht zu nehmen und auch dem Sterben? Mindestens war es nie das Hauptanliegen der Philosophie, den Rückbau von Ungewissheit zu kultivieren, Expertengarantien auszusprechen oder von der Herausforderung abzulenken, im Ungewissen zu einer eigenen Haltung zu finden.

Anhang

Anmerkungen

1 Landsberg 1935/1937, 14. – Nachweise erfolgen mittels des Ersterscheinungsjahrs, zu Platons Dialogen nenne ich zusätzlich den Kurztitel. Eine einfache Zahl nach dem Erscheinungsjahr ist eine Seitenangabe. Werden zunächst systematische Angaben (Buch, Kapitel etc.) genannt, folgt die Seitenzahl der verwendeten Ausgabe in eckigen Klammern.

2 Montaigne 1580/21588, I, 20 [49].

3 Platon ca. 393 v. Chr. [Gorgias], 512e.

4 Augustinus ca. 401, IV, 12, 19 [169].

5 Montaigne 1580/21588, I, 20 [50].

6 Weismann 1884, 190.

7 Dendrit = versteinerte Ablagerung.

8 Scheler ca. 1914, 28.

9 Ariès 1978, 789.

Weiterführende Literatur

Die todestheoretische Literatur ist kaum überschaubar. Hier aufgeführt sind wenige Titel, die ihrerseits geeignet sind, einen Überblick zum Thema sowie weitere Literaturhinweise zu geben. In Klammern findet sich eine Angabe zu Herkunftsdisziplin.

Philippe Ariès, L'homme devant la mort, Paris 1978, dt. Geschichte des Todes, München 1982. [Geschichte]

Hans Ebeling (Hg.), Der Tod in der Moderne, Königstein/Taunus 1979, ^{4}1997. [Philosophie]

Klaus Feldmann/Werner Fuchs-Heinritz (Hg.), Der Tod ist ein Problem der Lebenden. Beiträge zur Soziologie des Todes, Frankfurt/M. 1995. [Soziologie]

Petra Gehring/Marc Rölli/Maxine Saborowski (Hg.), Ambivalenzen des Todes. Wirklichkeit des Sterbens und Todestheorien heute, Darmstadt 2008. [Philosophie und Soziologie]

Thomas H. Macho, Todesmetaphern. Zur Logik der Grenzerfahrung, Frankfurt/M. 1987. [Kulturwissenschaft]

Bernhard N. Schumacher, Der Tod in der Philosophie der Gegenwart, Darmstadt 2004. [Philosophie]

Zitierte Literatur

Adorno, Theodor W. (1951), Gedichte nach Auschwitz, in: Prismen. Kulturkritik und Gesellschaft (1951), in: Gesammelte Schriften (hrsg. Rolf Tiedemann) Bd. 10, Darmstadt (WBG) 1998, S. 11-30.

Adorno, Theodor W. (1966), Negative Dialektik, in: Gesammelte Schriften, hg. von Rolf Tiedemann, Bd. 6 (1970), Darmstadt 1998, S. 7-412.

Adorno, Theodor W. (1967), Erziehung nach Auschwitz, in: Erziehung zur Mündigkeit. Vorträge und Gespräche mit Hellmut Becker 1959-1969, Frankfurt/M. 1970, S. 92-109.

Agamben, Giorgio (1995), Homo sacer. Die souveräne Macht und das nackte Leben, übers. von Hubert Thüring, Frankfurt/M. 2002.

Agamben, Giorgio (1998), Was von Auschwitz bleibt. Das Archiv und der Zeuge (Homo sacer III), übers. von Stefan Monhardt, Frankfurt/M. 2003.

Améry, Jean (1976), Hand an sich legen, Diskurs über den Freitod, Stuttgart [7]1981.

[Anaximander] Anaximandros (ca. 540 v. Chr.), in: Diels, Hermann/Kranz, Walther (Hg.) (61951), Fragmente der Vorsokratiker Bd. 1, Hildesheim [18]1989, S. 81-90.

Anders, Günther (1956), Die Antiquiertheit des Menschen. Über die Seele im Zeitalter der zweiten industriellen Revolution, München 71992.

Anders, Günther (1957), Gebote des Atomzeitalters, in: Off Limits für das Gewissen (1961), in: Hiroshima ist überall, München 1982, S. 218-226.

Anders, Günther (1972), Endzeit und Zeitenende. Thesen zum Atomzeitalter, München [6]1993.

Anders, Günther (1980), Die Antiquiertheit des Menschen 2: Über die Zerstörung des Lebens im Zeitalter der dritten industriellen Revlution, München [4]1992.

anonym (ca. 1796), [Das älteste Systemprogramm des deutschen Idealismus], in: Georg Wilhelm Friedrich Hegel, Werke, hg. von Eva Moldenhauer, Karl Markus Michel, Bd. 1, Frankfurt/M. 1970, S. 234-236.
Arasse, Daniel (1987), Die Guillotine. Die Macht der Maschine und das Schauspiel der Gerechtigkeit, übers. von Christine Stemmermann, Reinbek 1988.
Ariès, Philippe (1978), Geschichte des Todes, übers. von Hans Horst Henschen, Una Pfau, München 1982.
Aristoteles (ca. 340 v. Chr.), Über Jugend und Alter, Leben und Tod; Über die Atmung, in: Kleine naturwissenschaftliche Schriften, hg. von Eugen Dönt, Stuttgart 1997, S. 146-155; 156-187.
Aristoteles (ca. 330 v. Chr.), Nikomachische Ethik, übers. von Franz Dirlmeier, in: Werke, hg. von Hellmuth Flashar, Bd. 6, Berlin [10]1999.
Assmann, Jan (1988), Stein und Zeit. Das »monumentale« Gedächtnis der altägyptischen Kultur, in: Jan Assmann/Tonio Hölscher (Hg.), Kultur und Gedächtnis. Frankfurt/M., S. 87-114.
Assmann, Jan (1998), Ägyptische Geheimnisse: Arcanum und Mysterium in der ägyptischen Religion, in: Aleida Assmann/Jan Assmann (Hg.), Schleier und Schwelle: Geheimnis und Offenbarung, München, S. 7-41.
Augustinus, Aurelius (ca. 401), Bekenntnisse, hg. und übers. von Joseph Bernhart, Frankfurt/M. 1987.
Augustinus, Aurelius (426), Vom Gottesstaat, in: Werke Bd. 4, übers. von Wilhelm Thimme, Zürich 1944.
Bacon, Francis (1591), Über den Tod, in: Essays oder praktische und moralische Ratschläge, übers. von Elisabeth Schücking, Stuttgart 1970, S. 6-8.
Baumann, Ursula (2001), Vom Recht auf den eigenen Tod. Die Geschichte des Suizids vom 18. bis zum 20. Jahrhundert, Weimar.
Baureithel, Ulrike/Bergmann, Anna (1999), Herzloser Tod. Das Dilemma der Organspende, Stuttgart [2]2001.
Bender, Hans (1983), Probleme der Sterbeforschung – Zum Thema Thanatologie, in: ders., Zukunftsvisionen, Kriegsprophezeiungen, Sterbeerlebnisse, München, S. 123-150.
Bernard, Claude (1864), Physiologische Untersuchungen über einige amerikanische Gifte. Das Curare, in: Ausgewählte physiologische Schriften. Bern, Stuttgart 1966, S. 83-133.
Bichat, Xavier (1800), Recherches physiologiques sur la vie et la mort, hg. François Magendie, Paris [5]1829.

BioSkop e.V. (Hg.) (1999), »Organspende« in Frage gestellt, Essen.

Boccaccio, Giovanni (ca. 1350), Decameron [Anfang], übers. von Kurt Flasch, in: ders., Poesie nach der Pest. Der Anfang des Decameron, Mainz, S. 197-355.

Bruno, Giordano (1584), Zwiegespräche vom unendlichen All und den Welten ([2]1904), übers. von Ludwig Kuhlenbeck, Darmstadt 1993.

Büchner, Ludwig (1855), Kraft und Stoff, oder Grundzüge der natürlichen Weltordnung nebst einer darauf gebauten Moral- oder Sittenlehre, Leipzig [17]1892.

[Bundesärztekammer] Wissenschaftlicher Beirat der Bundesärztekammer (1997), Richtlinien zur Feststellung des Hirntodes. Dritte Fortschreibung 1997 mit Ergänzungen gemäß Transplantationsgesetz (TPG), http://www.bundesaerztekammer.de/downloads/Hirntodpdf.pdf [20. August 2009]

Comte, Auguste (1830 ff.), Soziologie Bd. 1-3, Jena [2]1923.

Comte, Auguste (1844), Rede über den Geist des Positivismus, übers. von Iring Fetscher, Hamburg 1956.

Comte, Auguste (1851), System der positiven Politik, übers. von Jürgen Brankel, Bd. I/1, Wien 2004.

Corr, Charles A. (1993), Coping with Dying: Lessons That We Should and Should not Learn from the Work of Elisabeth Kübler-Ross, in: Death Studies 17, S. 69-83.

Darwin, Charles (1859), Die Entstehung der Arten, in: Gesammelte Werke, übers. von J. Victor Carus, Neu Isenburg 2006, S. 347-692.

Descartes, René (1649), Die Leidenschaften der Seele, Hamburg 1996.

Epiktet (ca. 100 n. Chr.), Handbuch der Moral, in: Ausgewählte Werke, hg. von Rainer Nickel, Zürich 1994, S. 8-71.

Epikur (ca. 250 v. Chr.), Brief an Menoikos; Massgebende Sätze, in: Wege zum Glück, hg. und übers. von Rainer Nickel, Düsseldorf/Zürich 2003, S. 223-235; S. 237-253.

Feldmann, Klaus, Tod und Gesellschaft. Sozialwissenschaftliche Thanatologie im Überblick, Wiesbaden 2004.

Fellmann, Ferdinand (1983), Gelebte Philosophie in Deutschland. Denkformen der Lebensweltphänomenologie und der kritischen Theorie, Freiburg i.Br./München.

Fischer, Norbert (1996), Vom Gottesacker zum Krematorium. Eine Sozialgeschichte der Friedhöfe in Deutschland seit dem 18. Jahrhundert, Köln/Weimar/Wien.

Flasch, Kurt (1990), Logik des Schreckens. Augustinus von Hippo: De diversis quaestionibus ad Simplicianum I 2, Mainz.

Flasch, Kurt (1992), Poesie nach der Pest. Der Anfang des Decameron, Mainz.

Foucault, Michel (1963), Die Geburt der Klinik. Eine Archäologie des ärztlichen Blicks, übers. von Walter Seitter, Frankfurt/M. 1988.

Foucault, Michel (1966), Die Ordnung der Dinge. Eine Archäologie der Humanwissenschaften, übers. von Ulrich Köppen, Frankfurt/M. 1974.

Foucault, Michel (1967), Sexualität und Wahrheit 1: Der Wille zum Wissen, übers. von Ulrich Raulff, Walter Seitter, Frankfurt/M. 1983.

Foucault, Michel (1981), »Omnes et singulatim«: zu einer Kritik der politischen Vernunft, in: Schriften/Dits et Écrits 4, Frankfurt/M. 2005, S. 165-198.

Foucault, Michel (1984), Die Sorge um sich. Sexualität und Wahrheit Bd. 3, übers. von Ulrich Raulff, Walter Seitter, Frankfurt/M. 1986.

Foucault, Michel (2001), Hermeneutik des Subjekts. Vorlesungen am Collège de France (1981/82), übers. von Ulrike Bokelmann, Frankfurt/M. 2004.

Foucault, Michel (2009), Der Mut zur Wahrheit: Die Regierung des Selbst und der anderen II. Vorlesungen am Collège de France (1983/84), übers. von Jürgen Schröder, Frankfurt/M. 2010.

Freud, Sigmund (1920), Jenseits des Lustprinzips, in: Gesammelte Werke, hg. von Anna Freud, Bd. 13 (1940), Frankfurt/M. 1999, S. 1-69.

Fuchs-Heinritz, Werner (1998), August Comte. Einführung in Leben und Werk, Opladen.

Fuchs-Heinritz, Werner (2007), Soziologisierung des Todes?, in: Petra Gehring/Marc Rölli/Maxine Saborowski, Ambivalenzen des Todes. Todestheorien und Wirklichkeit des Sterbens heute, Darmstadt 2007, S. 15-30.

Gehring, Petra (2006), Was ist Biomacht? Vom zweifelhaften Mehrwert des Lebens, Frankfurt/M./New York.

Gehring, Petra (2009), Wert, Wirklichkeit, Macht. Lebenswissenschaften um 1900, in: Allgemeine Zeitschrift für Philosophie 34, S. 117-135.

Germain, Carol P. (1980), Nursing the Dying. Implications of Kübler-Ross' Staging Theory, in: Annals of the American Academy of Political and Social Science 447, S. 46-58.

Göckenjan, Gerd (2008), Sterben in Deutschland, Sterben in unserer Gesellschaft, in: Aus Politik und Zeitgeschichte 4/2008, S. 7-14.

Große, Jürgen (2008), Der Tod im Leben. Philosophische Deutungen von der Romantik bis zu den ›life sciences‹, Hamburg.

Groys, Boris/Michael Hagemeister/Dagmar Kassek (Hg.) (2005), Die neue Menschheit. Biopolitische Utopien in Russland zu Beginn des 20. Jahrhunderts, Frankfurt/M.

Gronemeyer, Reimer (2007), Sterben in Deutschland. Wie wir dem Tod wieder einen Platz in unserem Leben einräumen können, Frankfurt/M.

Grüny, Christian (2007), »Nach Auschwitz« – ein Motiv zwischen Geschichte und Metaphysik, in: Petra Gehring/Marc Rölli/Maxine Saborowski, Ambivalenzen des Todes. Todestheorien und Wirklichkeit des Sterbens heute, Darmstadt 2007, S. 192-210.

Haeckel, Ernst (1904), Lebenswunder. Gemeinverständliche Studien über Biologische Philosophie, Stuttgart.

Haeckel, Ernst (1915), Ewigkeit. Weltkriegsgedanken über Leben und Tod, Religion und Entwicklungslehre, Berlin.

[Harvard Committee] (1968), A Definition of Irreversible Coma. Report of the Ad hoc Committee of the Harvard Medical School to Examine the Definition of Brain Death, in: Journal of the American Medical Association 205 (1968), S. 337-340 [H. 6: S. 85-88].

Hegel, Georg Wilhelm Friedrich (1807), Phänomenologie des Geistes, in: Werke, hg. von Eva Moldenhauer, Karl Markus Michel, Bd. 3, Frankfurt/M. 1970.

Hegel, Georg Wilhelm Friedrich (1821), Grundlinien der Philosophie des Rechts, in: Werke, hg. von Eva Moldenhauer, Karl Markus Michel, Bd. 7, Frankfurt/M. 1970.

Hegel, Georg Wilhelm Friedrich (1830a): Enzyklopädie der philosophischen Wissenschaften im Grundrisse. Erster Teil: Die Wissenschaft der Logik, in: Werke, hg. von Eva Moldenhauer, Karl Markus Michel, Bd. 8, Frankfurt/M. 1970.

Hegel, Georg Wilhelm Friedrich (1830b): Enzyklopädie der philosophischen Wissenschaften im Grundrisse. Zweiter Teil: Die Naturphilosophie, in: Werke, hg. von Eva Moldenhauer, Karl Markus Michel, Bd. 9, Frankfurt/M. 1970.

Heidegger, Martin (1927), Sein und Zeit, Tübingen ^{15}1979.

Heidegger, Martin (1949), Die Gefahr, in: Gesamtausgabe Bd. 79, hg. von Petra Jaeger, Frankfurt/M. 1994, S. 46-67.

[Heraklit] Herakleitos (ca. 500 v. Chr.), in: Diels, Hermann/Kranz, Walther (Hg.) (^{6}1951), Fragmente der Vorsokratiker Bd. 1, Hildesheim ^{18}1989, S. 139-190.

Hoff, Johannes/In der Schmitten, Jürgen (Hg.) (1994), Wann ist der Mensch tot? – Organverpflanzung und Hirntodkriterium, Reinbek.

Homer (ca. 700 v. Chr.), Odyssee, übers. von Anton Weiher, Zürich 101994.

Horkheimer, Max/Adorno, Theodor W. (1947), Dialektik der Aufklärung. Philosophische Fragmente, in: Theodor W. Adorno: Gesammelte Schriften, hg. von Rolf Tiedemann, Bd. 3 (1969), Darmstadt 1998.

Hügli, Anton (1998), »Tod«, in: Joachim Ritter u.a. (Hg.), Historisches Wörterbuch der Philosophie Bd. 10, Basel, Sp. 1227-1242.

Hufeland, Christoph Wilhelm (1796), Makrobiotik, oder Kunst das menschliche Leben zu verlängern, Berlin ^{5}1823.

Illich, Ivan (1975), Die Nemesis der Medizin. Die Kritik der Medikalisierung des Lebens, München ^{5}2007.

Jaspers, Karl (1957), Die Atombombe und die Zukunft des Menschen, München.

Jonas, Hans (1985), Gehirntod und menschliche Organbank. Zur pragmatischen Umdefinierung des Todes, in: ders., Technik, Medizin, Ethik. Zur Praxis des Prinzips Verantwortung, Frankfurt/M. 1987, S. 219-241.

Jost, Adolf (1895), Das Recht auf den Tod. Sociale Studie, Göttingen.

Kaminski, Andreas (2010), Technik als Erwartung, Bielefeld.

Kant, Immanuel (1754), Die Frage, ob die Erde veralte, physikalisch erwogen, in: Königlich Preußische Akademie der Wissenschaften (Hg.), Kants gesammelte Schriften Bd. 1, Berlin 1910, S. 193-213.

Kant, Immanuel (ca. 1780), Eine Vorlesung über Ethik, hg. von Gerd Gerhardt, Frankfurt/M. 1990.

Kant, Immanuel (1793, 21794), Die Religion innerhalb der Grenzen der bloßen Vernunft, in: Werke, hg. von Wilhelm Weischedel, Bd. 8., Frankfurt/M. 1977, S. 647-879.

Kant, Immanuel (1797), Metaphysik der Sitten. Metaphysische Anfangsgründe der Tugendlehre, in: Werke, hg. von Wilhelm Weischedel, Bd. 8, Frankfurt/M. 1977, S. 501-634.

Kant, Immanuel (1798), Der Streit der Fakultäten, in: Werke, hg. von Wilhelm Weischedel, Bd. 11, Frankfurt/M. 1977.

Kessel, Martina (2001), Die Angst vor dem Scheintod im 18. Jahrhundert. Körper und Seele zwischen Religion, Magie und Wissenschaft, in: Thomas Schlich/Claudia Wiesemann (Hg.), Hirntod. Zur Kulturgeschichte der Todesfeststellung, Frankfurt/M., S. 133-166.

Knell, Sebastian/Weber, Marcel (Hg.), Länger leben? Philosophische und biowissenschaftliche Perspektiven, Frankfurt/M.

Kübler-Ross, Elisabeth (1969), Interviews mit Sterbenden, übers. von Ulla Leippe, Stuttgart/ Berlin [4]1972.

Landsberg, Paul Ludwig (1935/1937), Die Erfahrung des Todes, Frankfurt/M. 1973.

Leibniz, Gottfried Wilhelm (1720), Die Prinzipien der Philosophie oder die Monadologie, in: Werke Bd. 1, hg. von Hans Heinz Holz, Darmstadt 1965, S. 438-483.

Leroi-Gourhan, André (1964/65), Hand und Wort. Die Evolution von Technik, Sprache und Kunst, Frankfurt/M. [2]1984.

Levi, Primo (1947), Ist das ein Mensch? Ein autobiographischer Bericht, übers. von Heinz Riedt, München [4]1999.

Levi, Primo (1997), Gespräche und Interviews, übers. von Marco Belpoliti, München/Wien.

Lindemann, Gesa (2001), Die Interpretation »hirntot«, in: Thomas Schlich/ Claudia Wiesemann (Hg.), Hirntod. Zur Kulturgeschichte der Todesfeststellung, Frankfurt/M., S. 318-343.

Locke, John (1690), Versuch über den menschlichen Verstand. Bd. 1 [Buch I/II], Hamburg 1981.

Lyotard, Jean-François (1983), Der Widerstreit, übers. von Joseph Vogl, München 1987.

Macho, Thomas H. (1987), Todesmetaphern. Zur Logik der Grenzerfahrung, Frankfurt/M.

Macho, Thomas/Marek, Kristin (Hg.) (2008), Die neue Sichtbarkeit des Todes, München.

Marc Aurel (ca. 168-180), Wege zu sich selbst, hg. und übers. von Rainer Nickel, München/Zürich 1990.

Métreaux, Alexandre (2001), Der Todesreigen in der belebten Materie. Xavier Bichat über das vielfache Sterben des Organismus, in: Thomas Schlich/Claudia Wiesemann (Hg.), Hirntod. Zur Kulturgeschichte der Todesfeststellung, Frankfurt/M., S. 167-186.

Metzger, Anne M. (1980), A Q-Methodological Study of the Kübler-Ross Stage Theory, in: Omega. The Journal of Death and Dying 19 (1980), S. 291-301.

Montaigne, Michel de (1580/²1588), Essais, übers. von Hans Stilett, Frankfurt/M. 1998.

Moody, Raymond (1975), Leben nach dem Tod: Die Erforschung einer unerklärlichen Erfahrung, übers. von Hermann Gieselbusch, Lieselotte Mietzner, Reinbek ³⁴2002.

Nassehi, Armin (2003), Die Geschwätzigkeit des Todes. Oder: Der Tod als Parabel auf Offenheit durch Geschlossenheit, in: ders., Geschlossenheit und Offenheit. Studien zur Theorie der modernen Gesellschaft, Frankfurt/M., S. 287-309.

Nassehi, Armin (2004), »Worüber man nicht sprechen kann, darüber muß man schweigen.« Über die Geschwätzigkeit des Todes in unserer Zeit, in: Konrad Paul Liessmann (Hg.), Ruhm, Tod und Unsterblichkeit. Über den Umgang mit Endlichkeit, Wien, S. 118-145.

Nietzsche, Friedrich (1883 ff.), Also sprach Zarathustra. Ein Buch für Alle und Keinen, in: Sämtliche Werke (1967 ff.), hg. von Giorgio Colli/Mazzino Montinari, Kritische Studienausgabe Bd. 4, München 1980.

Nietzsche, Friedrich (1885a), Nachgelassene Fragmente Juni-Juli 1885, in: Sämtliche Werke (1967 ff.), hg. von Giorgio Colli/Mazzino Montinari, Kritische Studienausgabe Bd. 11, München 1980, S. 549-618.

Nietzsche, Friedrich (1885b), Nachgelassene Fragmente Herbst 1885-Frühjahr 1886, in: Sämtliche Werke (1967 ff.), hg. von Giorgio Colli/Mazzino Montinari, Kritische Studienausgabe Bd. 12, München 1980, S. 9-65.

Nietzsche, Friedrich (1885c), Nachgelassene Fragmente Herbst 1885-Herbst 1886, in: Sämtliche Werke (1967 ff.), hg. von Giorgio Colli/Mazzino Montinari, Kritische Studienausgabe Bd. 12, München 1980, S. 67-169.

Novalis [Friedrich von Hardenberg], (1798/99) Das allgemeine Brouillon, in: Werke, Tagebücher und Briefe Friedrich von Hardenbergs, hg. von

Hans Joachim Mähl/Richard Samuel, Bd. 2, Darmstadt 1999, S. 473-720.

Paulus (ca. 50 n. Chr.), 1. Thessalonicherbrief, Philipperbrief, 1. Korintherbrief, in: Bibel, zit. nach der dt. Einheitsübersetzung, Stuttgart 1980.

Platon (ca. 398 v. Chr.), Kriton, in: Werke in acht Bänden, hg. von Gunther Eigler, übers. von Friedrich Schleiermacher, Bd. 2, Darmstadt 1978.

Platon (ca. 393 v. Chr.), Gorgias, in: Werke in acht Bänden, hg. von Gunther Eigler, übers. von Friedrich Schleiermacher, Bd. 2, Darmstadt 1978.

Platon (ca. 386 v. Chr.), Politeia, in: Werke in acht Bänden, hg. von Gunther Eigler, Bd. 4, Darmstadt 1978.

Platon (ca. 386/5 v. Chr.), Apologie des Sokrates, in: Werke in acht Bänden, hg. von Gunther Eigler, übers. von Friedrich Schleiermacher, Bd. 2, Darmstadt 1978.

Platon (ca. 385 v. Chr.), Phaidon, in: Werke in acht Bänden, hg. von Gunther Eigler, übers. von Friedrich Schleiermacher, Bd. 3, Darmstadt 1978.

Plutarch (ca. 100) Über den Schutzgeist des Sokrates [De genio Socratis], übers. von Konrat Ziegler, Stuttgart 1952, S. 214-267.

Rassem, Mohammed/Stagl, Justin (Hg.) (1994), Geschichte der Staatsbeschreibung. Ausgewählte Quellentexte 1456-1813, Berlin.

Rilke, Rainer Maria (1900), Das Buch der Bilder, Leipzig 1921.

Rilke, Rainer Maria (1910), Die Aufzeichnungen des Malte Laurids Brigge, in: Sämtliche Werke, hg. von Ernst Zinn, Bd. 6, Frankfurt/M. 1966, S. 705-966.

Russell, Bertrand/Einstein, Albert (1955), The Russell-Einstein Manifesto. London, 9. Juli 1955. http://www.pugwash.org/about/manifesto.htm [20. August 2009]

Sartre, Jean-Paul (1943), Das Sein und das Nichts. Versuch einer phänomenologischen Ontologie, übers. von Hans Schöneberg/Traugott König, Reinbek 1993.

Schäfer, Daniel (2001), Todesfeststellung im Mittelalter, in: Thomas Schlich/Claudia Wiesemann (Hg.), Hirntod. Zur Kulturgeschichte der Todesfeststellung, Frankfurt/M., S. 102-114.

Scheler, Max (ca. 1915), Tod und Fortleben, in: Gesammelte Werke, hg. von Maria Scheler, Bd. 10, Bern 21957, S. 9-64.

Schelling, Friedrich Wilhelm Joseph (1809), Philosophische Untersuchungen über das Wesen der menschlichen Freiheit und die damit zusammenhängenden Gegenstände, hg. von Thomas Buchheim, Hamburg 1997.

Schelling, Friedrich Wilhelm Joseph (ca. 1809), Ueber den Zusammenhang der Natur mit der Geisterwelt. Ein Gespräch [Clara], in: Ausgewählte Schriften Bd. 4: 1807-1834, Frankfurt/M. 1985, S. 97-206.

Schellong, Sebastian M. (2001), Die künstliche Beatmung und die Entstehung des Hirntod-Konzepts, in: Thomas Schlich/Claudia Wiesemann (Hg.), Hirntod. Zur Kulturgeschichte der Todesfeststellung, Frankfurt/M., S. 187-208.

Scherer, Georg (1979), Das Problem des Todes in der Philosophie, Darmstadt ²1988.

Schlegel, Friedrich (1800), Gespräch über die Posie, in: Kritische Friedrich-Schlegel-Ausgabe, hg. von Ernst Behler, Bd. 2, hg. von Hans Eichner, München/Paderborn/Wien 1967, S. 284-362.

Schlegel, Friedrich (1801), Herkules Musagetes, in: Kritische Friedrich-Schlegel-Ausgabe, hg. von Ernst Behler, Bd. 5, hg. von Hans Eichner, München/Paderborn/Wien 1962, S. 281-285.

Schlich, Thomas (1999), Ethik und Geschichte: Die Hirntoddebatte als Streit um die Vergangenheit, in: Ethik in der Medizin 11, S. 79-88.

Schneider, Werner (2001), Vom schlechten Sterben und dem guten Tod – Die Neu-Ordnung des Todes in der politischen Debatte um Hirntod und Organtransplantation, in: Thomas Schlich/Claudia Wiesemann (Hg.), Hirntod. Zur Kulturgeschichte der Todesfeststellung, Frankfurt/M., S. 279-317.

Schopenhauer, Arthur (1844), Die Welt als Wille und Vorstellung II, in: Sämtliche Werke Bd. 2, Darmstadt 2004.

Schumacher, Bernhard N. (2004), Der Tod in der Philosophie der Gegenwart, Darmstadt.

Seneca, Lucius Anneaeus (ca. 49 n. Chr.), Über die Kürze des Lebens, in: Philosophische Schriften, übers. von Manfred Rosenbach, Bd. 2, Darmstadt ²1987, S. 175-239.

Seneca, Lucius Anneaeus (ca. 62 n. Chr.), An Lucilius. Briefe über Ethik, in: Philosophische Schriften, hg. von Manfred Rosenbach, Bde. 3+4, Darmstadt ⁴1995; ²1995.

Simmel, Georg (1910), Zur Metaphysik des Todes, in: Gesamtausgabe Bd. 12, hg. von Rüdiger Kramme, Angela Rammstedt, Frankfurt/M. 2001, S. 81-96.

Simmel, Georg (1918), Lebensanschauung. Vier metaphysische Kapitel, in: Gesamtausgabe Bd. 16, hg. von Gregor Fitzi, Otthein Rammstedt, Frankfurt/M. 1999, S. 209-425.

Spittler, Johann Friedrich (2003), Gehirn, Tod und Menschenbild. Neuropsychiatrie, Neurophilosophie, Ethik und Metaphysik, Stuttgart.

Stiegler, Bernard (1994), Technik und Zeit. Der Fehler des Epimetheus, Zürich/Berlin 2009.

Stöcker, Wolfgang (2006), Die letzten Räume. Sterbe- und Bestattungskultur im Rheinland seit dem späten 18. Jahrhundert, Köln/Weimar/Wien.

Stolleis, Michael (1988), Geschichte des öffentlichen Rechts in Deutschland Bd. 1: Reichspublizistik und Policeywissenschaft 1600-1800, Berlin.

Thiede, Werner (1994), Die mit dem Tod spielen. Okkultismus, Reinkarnation, Sterbeforschung, Gütersloh.

Thomas von Aquin (ca. 1258-1264), Summa gegen die Heiden IV, hg. und übers. von Markus Wörner, Darmstadt 1996.

Tille, Alexander (1895), Von Darwin zu Nietzsche. Ein Buch Entwicklungsethik, Leipzig.

van Hooff, Anton (2001), Thanatos und Asklepios. Wie antike Ärzte zum Tod standen, in: Thomas Schlich/Claudia Wiesemann (Hg.), Hirntod. Zur Kulturgeschichte der Todesfeststellung, Frankfurt/M., S. 85-101.

Virilio (1984/^{2}1991), Krieg und Kino. Logistik der Wahrnehmung, übers. von Frieda Graefe, Enno Patalas, München/Wien 1986.

Virilio, Paul (1991), Krieg und Fernsehen, übers. von Bernd Wilczek, München, Wien 1993.

Weismann, August (1882), Ueber die Dauer des Lebens, in: Aufsätze über Vererbung und verwandte biologische Fragen, Jena 1892, S. 1-72.

Weismann, August (1884), Ueber Tod und Leben, in: Aufsätze über Vererbung und verwandte biologische Fragen, Jena 1892, S. 123-190.

Wiesemann, Claudia (2001), Notwendigkeit und Kontingenz. Zur Geschichte der ersten Hirntod-Definition der Deutschen Gesellschaft für Chirurgie von 1968, in: Thomas Schlich/Claudia Wiesemann (Hg.), Hirntod. Zur Kulturgeschichte der Todesfeststellung, Frankfurt/M., S. 209-235.

Personenregister

Sachregister

Petra Gehring ist 1961 geboren, hat in Gießen, Marburg und Bochum Philosophie, Rechtswissenschaft und Politikwissenschaft studiert und ist seit 2002 Professorin für Theoretische Philosophie an der Technischen Universität Darmstadt. Ihre Arbeitsgebiete sind Metaphysik und Metaphysikkritik im 19. und 20. Jahrhundert, klassische und nachklassische sowie französische Phänomenologie, Philosophien von Sprache, Text und Zeichen, philosophische Begriffsgeschichte, Metaphorologie – dazu die Geschichte der modernen Konzepte »Leben« und »Wirklichkeit« sowie die Biopolitik. Buchveröffentlichungen der letzten Jahre: *Foucault – Die Philosophie im Archiv* (2004); *Was ist Biomacht? Vom zweifelhaften Mehrwert des Lebens* (2006); *Traum und Wirklichkeit. Zur Geschichte einer Unterscheidung* (2008).